湘雅医院大内科疑难病例讨论精选

主编 吴 静

人民卫生出版社
·北京·

图书在版编目（CIP）数据

湘雅医院大内科疑难病例讨论精选 / 吴静主编 . —
北京：人民卫生出版社，2020.10
　　ISBN 978-7-117-30552-5

　　Ⅰ.①湘… 　Ⅱ.①吴… 　Ⅲ.①内科-疑难病-病案
Ⅳ.①R5

　　中国版本图书馆 CIP 数据核字（2020）第 185847 号

人卫智网	www.ipmph.com	医学教育、学术、考试、健康，
		购书智慧智能综合服务平台
人卫官网	www.pmph.com	人卫官方资讯发布平台

湘雅医院大内科疑难病例讨论精选
Xiangya Yiyuan Daneike Yinan Bingli Taolun Jingxuan

主　　编：吴　静
出版发行：人民卫生出版社（中继线 010-59780011）
地　　址：北京市朝阳区潘家园南里 19 号
邮　　编：100021
E - mail：pmph @ pmph.com
购书热线：010-59787592　010-59787584　010-65264830
印　　刷：北京顶佳世纪印刷有限公司
经　　销：新华书店
开　　本：710×1000　1/16　印张：13
字　　数：248 千字
版　　次：2020 年 10 月第 1 版
印　　次：2020 年 12 月第 1 次印刷
标准书号：ISBN 978-7-117-30552-5
定　　价：89.00 元

主　　编　吴　静

副 主 编　陈晓彬　张卫茹　徐美华

编　　者（按姓氏笔画排序）

王　维　王爱民　邓跃林　邓彭博　刘　霆　刘泽灏

安　健　李　瑛　李园园　杨　威　吴　静　谷　欢

张卫茹　陈晓彬　欧阳奕　欧阳淼　周瑾瑕　郑璐璐

赵洪军　郝　蓉　徐美华　郭　敏　唐小阳　黄　婧

蒋　莹　谢晓韵　漆　泓

编写秘书　唐小阳

专家指导委员会

主任委员

周巧玲　左晓霞　杨天伦

副主任委员
（按姓氏笔画排序）

刘小伟　许　辉　肖湘成　余再新　罗　卉　罗湘杭
胡成平　雷闽湘　潘频华

委　　员
（按姓氏笔画排序）

马琦琳　王　敏　石瑞正　冯俊涛　刘　霆　李　通
李　敏　李小刚　李园园　李晓照　李懿莎　杨　欢
肖　波　冷爱民　张赛丹　陈晓彬　陈慧玲　欧阳淼
罗　瑛　孟　婕　夏　珂　黄　燕　彭　杰　彭张哲
蒋铁建　谢启应

前　言

　　疑难病例是指诊断、治疗有疑问或困难的病例。疑难危重病例讨论是解决临床疑难危重病例的诊断、治疗难题及临床教学的重要方法。多学科的疑难病例讨论更是充分发挥群体智慧、集思广益,是提高诊断率、治愈率和抢救成功率的重要措施,也是培养各级医师诊疗水平的重要手段。

　　大内科是各种疑难病例的高发科室,内科医生不仅需要掌握扎实的"三基"知识,更要培养广博而缜密的临床思维能力。为了提高内科医生的诊疗水平,湘雅医院内科教研室连续多年组织每月一次的大内科疑难病例讨论,从各专科轮流选送病例参加讨论分析。这些病例均为跨学科、容易导致临床误诊或漏诊的疑难病例,并通过网络直播模式传播到海内外,受到广泛关注。

　　为了使更多的临床医师学习到疑难病例的讨论知识,我们从湘雅医院历年来的疑难病例中精心挑选了23个,从病史简介、入院检查、临床分析、诊治过程及随访、最后诊断及诊断依据、专家分析点评、经验与体会等几方面,深入浅出的剖析,可以帮助医学生及临床医师提高学习兴趣、开拓视野、锻炼临床思维、积累宝贵临床经验。

　　本书收集的这些特殊疑难罕见病例,为住院医师规范化培训、青年医师进阶学习、高年资医师继续教育提供了难得的学习素材,适用于医学生、住院医师、主治医师,甚至更高级医师的课外学习和临床思维训练。

　　本书的编写得到了湘雅医院大内科各专科老师及医院领导、相关职能部门的大力支持,在此表示衷心的感谢!

　　由于编者水平有限,书中难免有遗漏或者错误之处,恳请读者或同仁不吝赐教,予以斧正,以资完善,并在此表示感谢!

吴　静

2020.8

目　录

第一部分 病例讨论

病例1 蹊跷的晕厥

一、病史简介

（一）一般资料

男性，58 岁，离退休职工。

（二）主诉

反复晕厥 2 年余，加重 2 个月。

（三）现病史

患者于 2 年前反复出现晕厥，意识丧失持续几秒至十余秒不等，可自行清醒，晕厥前多感头晕或左侧头胀、左耳内针扎样疼痛，多于起身站立或头部转动时发生，清醒后感乏力，有时伴大汗淋漓、呕吐胃内容物、四肢发冷及抽动，10min 至 2h 可恢复，无明显胸闷、胸痛、口角歪斜、抽搐、口吐白沫、大小便失禁等不适。

患者数次晕厥发作后到当地医院急诊科就诊，发现血压降低，心率减慢，最低心率 38 次 /min，最低血压 50/30mmHg[①]。上述症状每年发作 2~4 次，患者反复于外院就诊，查头颅磁共振无特殊异常，诊断为"脑白质疏松、TIA、颈椎病"等，治疗效果欠佳，仍反复发病。

患者于入院前 2 个月，晕厥发作频率明显增加，性质大致同前。约 1 个月前就诊于某医院，诊断为"病窦综合征"，并于 2016 年 11 月 16 日行永久起搏器植入术。但起搏器植入术后 20 天内，再发晕厥 3 次，头晕、呕吐程度较前减轻，乏力恢复时间较前缩短。为求进一步诊治就诊于我院，门诊以"晕厥查因"收入心内科病房。

患者自起病出现抬头后感头晕，伴右上肢及左下肢麻木无力、发抖，站不稳，低头后症状逐渐缓解，偶感吞咽困难及饮水呛咳，自诉该症状发作次数与晕厥无明显关系。近日患者常有干咳，无痰，无明显胸闷气促表现，精神、食欲、睡眠欠

[①] 1mmHg=0.133 322kPa

佳,大小便正常,体重下降约 10kg。

晕厥发作情况总结如下(表 1-1、表 1-2)。

表 1-1　早期晕厥发作情况

发作时间 (年 – 月 – 日)	当时情形	前驱症状	伴随症状	乏力持续 时间	血压
2014-04-03	凌晨 2:00 起 床上厕所	头晕	无	立刻恢复	不详
2014-09-12	坐着理发	头晕	无	约 10min	不详
2015-05-15	走路	头晕	大汗淋漓	约 10min	50/30mmHg
2015-08-05	口腔科根管 治疗时	头晕	大汗淋漓	约 2h	不详
2015-10-01	无体位改变	头晕	大汗淋漓	约 2h	75/50mmHg
2015-11-08	无体位改变	头晕,左侧 头皮发麻	大汗淋漓	约 2h	不详

表 1-2　入院前 2 个月晕厥频发

发作时间 (年 – 月 – 日)	当时情形	前驱症状	伴随症状	乏力持续 时间	血压
2016-10-18	无体位改变	左侧头胀, 左耳针刺 样疼痛	恶心,呕吐, 乏力大汗, 言语不清	约 2h	不详
2016-11-03	无体位改变	同上	同上	约 0.5h	77/44mmHg
2016-11-12	无体位改变	同上	同上	约 2h	不详
2016-11-16	在外院行"永久心脏起搏器植入术"				
2016-11-20	坐着感头晕, 起身后晕厥	头晕(较前 好转)	恶心、呕吐 (较前好转)	约 2h	不详
2016-12-03	坐着感头晕, 起身后晕厥	头晕(较前 好转)	恶心、呕吐 (较前好转)	约 2h	不详
2016-12-04	坐着感头晕, 起身后晕厥	头晕(较前 好转)	同上	10min	不详

（四）既往史

于 2006 年当地医院确诊为"鼻咽癌"，自诉行多次规范放疗，以后多次复查提示治愈。否认食物药物过敏史，否认毒物接触史，否认结核病及密切接触史。

（五）个人史

吸烟史 20 余年，半包 / 天，现已戒烟 1 年，否认饮酒史。

（六）家族史

患者有 2 个兄弟确诊为"鼻咽癌"，其中 1 位已去世。

（七）门诊资料

1. 头颅 CT（2014 年 4 月 12 日）　未见明显异常。

2. 头部磁共振平扫＋增强（2014 年 7 月 10 日）　轻微脑白质病变，双侧筛窦炎。

3. 颈动脉超声（2014 年 7 月 14 日）　双侧颈动脉内膜增厚伴斑块（多发），右锁骨下动脉斑块。

4. 颈椎磁共振平扫（2015 年 5 月 19 日）　①脑白质疏松；②双侧筛窦炎及上颌窦炎；③左侧鼻咽部软组织增厚（鼻咽癌？）；④颈 4/5、5/6 椎间盘轻度突出（中央型）；⑤颈椎退行性变。

5. TCD（2016 年 12 月 13 日）　①颅内血管弹性减退；②双 VA 血流速度减慢；③MCA、ACA 血流速度增快；④TCD 发泡试验阳性。

二、入院检查

（一）体格检查

1. 体温 36.4℃，脉搏 72 次 /min，呼吸 20 次 /min，血压 96/67mmHg。

2. 神志清楚，浅表淋巴结未扪及肿大。

3. 心肺腹体格检查无明显异常。

4. 耳鼻喉专科检查　双颈部板状纤维化，左侧软腭抬举较右侧差，伴舌运动正常，鼻咽检查不能合作。

（二）实验室检查

1. 三大常规、肝肾功能、电解质、血脂常规、凝血常规、心肌酶学、TnI、BNP、肝炎全套、输血前四项、肿瘤标志物 12 项等均未见明显异常。

2. 十二导联心电图　起搏器植入术后心电图（图 1-1）显示起搏器功能正常。

3. 胸片　L_1 椎体压缩性骨折，余正常。

4. 彩超

（1）颈部动脉彩超：双侧颈动脉斑块形成，椎动脉正常。

（2）心脏彩超：二、三尖瓣轻度反流，左室顺应性减退。

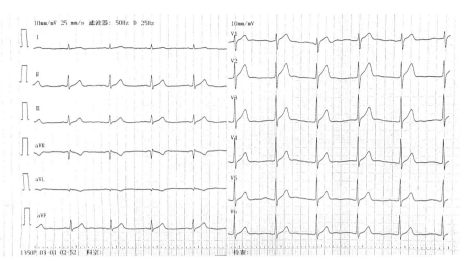

图 1-1　十二导联心电图

（3）右心声学造影：起搏器植入术后，发泡试验强阳性。

（4）腹部彩超：左肾囊肿并囊壁钙化，右肾结石，前列腺增生。

（5）静脉彩超：四肢深浅静脉、髂内外静脉、下腔静脉及双侧髂总静脉彩超均未见栓塞回声，血流充盈完整，未见明显异常。

5. 常规脑电图轻度异常（基本节律欠佳；慢波稍多）。

6. 起搏器功能检测　起搏器工作正常，各项参数正常。

7. 动态心电图（2016 年 12 月 14 日）　窦性心律、偶发房性期前收缩，无长 R-R 间期及其他心律失常。

8. 动态心电图（2016 年 12 月 17 日）　偶发房性期前收缩 10 次，未见联律、短阵速及成对；偶发室性期前收缩 7 次，未见联律、短阵速及成对；起搏心率、起搏功能及感知功能正常，无长 R-R 间期。ST-T 未见明显异常改变。

9. 动态血压　血压波动曲线呈非勺型，24h 平均血压 111/66mmHg，白昼平均血压 109/64mmHg，夜间平均血压 115/68mmHg。最高血压 134/82mmHg 出现在 11 时 44 分，最低血压 88/46mmHg 出现在 16 时 14 分。

10. 纤维鼻咽喉镜　鼻咽黏膜充血肿胀，可见少量脓性分泌物覆盖，未见新生物。

三、临床分析

总结该患者的病例特点，中年男性，反复晕厥，多于起身站立或头部转动时发生，有低血压、心率过缓等症状，既往有鼻咽癌放疗病史，查体颈部僵硬、纤维化。

晕厥的诊断思路[1,2]（图1-2）。

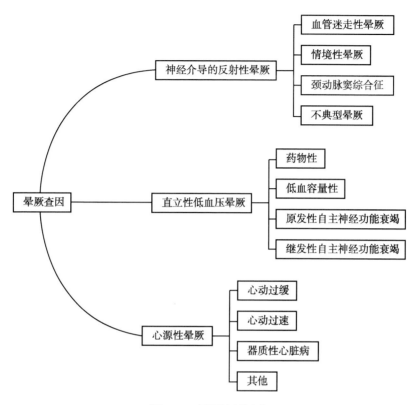

图1-2 晕厥诊断思路

（一）神经介导的反射性晕厥

因血压调节、心率反射弧功能障碍及自主神经功能不全导致血压急骤下降、心输出量突然减少，引起一过性脑供血不足，引起短暂意识丧失。常见下列几种情况。

1. 血管迷走性晕厥 各种原因导致的自主神经活性突然改变导致血压、心率下降，引起脑低灌注而出现短暂意识丧失，是神经反射性晕厥的一种。常由情绪紧张和长时间站立诱发，并有典型表现如伴有出汗、面色苍白、恶心及呕吐等。一般无心脏病史。

该患者症状有出汗、恶心及呕吐等，但血管迷走性晕厥一般由紧张情绪和 / 或长时间站立所诱发，患者症状并无类似诱因。

2. 情景性晕厥 晕厥发生于特定触发因素之后，如咳嗽、打喷嚏、胃肠道刺激、排尿、运动等，该患者无类似诱因。

3. 颈动脉综合征 反复发作的晕厥伴有严重的心动过缓和 / 或血压降低，

晕厥伴随转头动作、颈动脉窦受压（如局部肿瘤、剃须、衣领过紧）。CSS是老年人晕厥、头晕及不明原因摔倒的主要原因，随着年龄的增长，CSS在晕厥中的比例也在逐渐增加，其中男性比例为女性的2倍。大于40岁的患者可行CSM以明确诊断。

该患者为58岁男性，晕厥多于起身站立或头部转动时发生，既往有鼻咽癌病史，可能存在颈动脉窦过敏或局部肿瘤压迫可能，患者年龄>40岁，但颈动脉彩超提示颈动脉有斑块形成，行CSM有造成脑栓塞风险，故应先行颈部影像学检查及其他晕厥检查，以排除局部肿瘤压迫或其他病因所引起的晕厥，必要时再行CSM。入院后行纤维鼻咽喉镜检查未发现新生物，这点不支持鼻咽癌复发，需要进一步检查排除。

（二）直立性低血压晕厥

指直立位时因血压过度下降（典型者20/10mmHg）而造成的晕厥。直立性低血压不是一种特殊的疾病，而是由于下列不同原因所致的血压调节异常的一种表现。

1. **药物性**　患者无血管扩张、利尿剂、抗抑郁、吩噻嗪类药物服用史，暂不考虑。

2. **低血容量**　患者晕厥前无出血、呕吐及腹泻病史，无大量体液丢失迹象，暂不考虑该诊断。

3. **原发性自主神经衰竭**　患者无帕金森病、多系统萎缩、路易体痴呆等自主神经疾病病史。

4. **继发性自主神经衰竭**　常见于糖尿病、淀粉样变、脊髓损伤、自身免疫性自主神经病变、副肿瘤性自主神经病变、肾衰竭等疾病。患者无上述病史。

（三）心源性晕厥

心源性晕厥包括心律失常性晕厥和器质性心血管疾病性晕厥，为晕厥原因的第二位，也是危险性最高、预后较差的一类晕厥。

1. **心律失常性晕厥**　心律失常是心源性晕厥最常见的原因。心律失常引起血流动力学障碍，导致心输出量和脑血流明显下降。心律失常性晕厥的影响因素很多，包括心率、心律失常的类型（室上性或室性）、左心室功能、体位和血管代偿能力。血管代偿能力包括压力感受器的神经反射和对心律失常引起的直立性低血压的反应。心律失常性晕厥常见的病因有病态窦房结综合征、房室传导阻滞、阵发性心动过速等。

该患者有心率过缓的表现，在外院诊断为病态窦房结综合征，已行永久起搏器植入治疗，现起搏器工作状态良好，但患者安装起搏器后晕厥症状仍频发，仅头晕、呕吐程度较前减轻,乏力恢复时间较前缩短,故该综合征并不是患者晕厥的原因。2 次 24h 动态心电图未找到房室传导阻滞、心动过速、长 QT 综合征等心律失常的证据。综上,心律失常性晕厥可能性小。

2. 器质性心血管疾病性晕厥　当血液循环的需求超过心脏代偿能力,心输出量不能相应增加时,器质性心血管疾病患者就会出现晕厥。当晕厥和左室流出道梗阻相关时,晕厥便是机械性梗阻导致血流减少而造成的;但有时晕厥并不只是心输出量减少所致,部分原因可能是反射机制异常,如主动脉瓣狭窄时,晕厥的原因不仅是心输出量减少,还可能是血管扩张、反射异常和 / 或原发性心律失常。常见的心血管疾病有心脏瓣膜病、急性心肌梗死 / 缺血、梗阻型心肌病、心脏肿物(心房黏液瘤、肿瘤等)、心包疾病 / 心脏压塞、先天性冠状动脉异常、人工瓣膜异常。

该患者行心脏彩超及右心声学造影均未发现明显瓣膜、心肌及其他心脏结构异常,故瓣膜病、心脏肿物、心包疾病暂可排除。进一步可行冠脉造影及左心声学造影等检查,排除冠心病及心肌病。

综上分析,考虑患者反射性晕厥可能性大,需进一步完善直立倾斜试验、颈部影像学等检查。

四、进一步检查、诊治过程及随访

(一)进一步检查

1. 直立倾斜试验　患者于倾斜位 2min 后诉头昏、头胀、乏力,血压逐渐下降为 85/50mmHg,心率 62~69 次 /min,为窦性心律,无心律失常。立即恢复平卧后 5min 测得血压为 113/69mmHg,心率 61 次 /min,患者症状好转。结论:直立性低血压。

2. 颈动脉 CTA

(1)图 1–3 示左侧鼻咽部、口咽左侧壁肿块,性质待定,鼻咽癌复发?

(2)图 1–4 示 CTA 示左侧颈内动脉颅外段至破裂孔段狭窄、管壁不光整及左侧颈外动脉起始段稍变窄,受累?

3. 神经系统疾病讨论会结论　阅颈部 CTA 及头颅磁共振:颈部 CTA 示左侧口咽及鼻咽左侧壁可见不规则肿块灶,左颈动脉鞘血管被包绕,左侧颈内动脉及鼻咽左侧壁可见不规则肿块灶,左颈动脉鞘血管被包绕,左侧颈内动脉分叉部管壁毛糙,管腔不规则;头颅磁共振示双侧脑室旁可见多发斑片状稍长 T_1 稍长 T_2 信号灶。目前诊断考虑:①左侧口咽及鼻咽部肿块性病变,并包绕左侧颈动脉鞘:鼻咽癌复发? ②脑内多发腔隙性梗死。

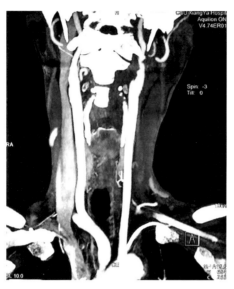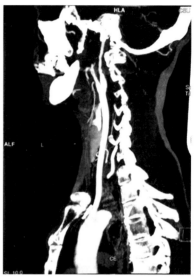

图 1-3　颈部 CTA（1）

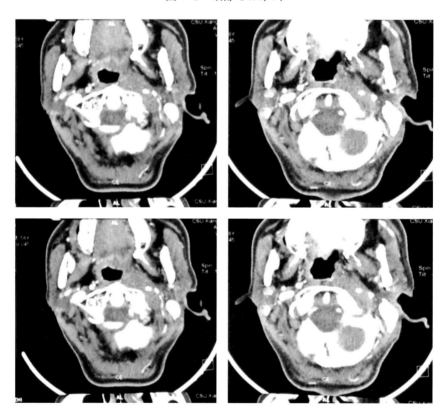

图 1-4　颈部 CTA（2）

4. PET/CT 报告 ①鼻咽癌综合治疗后，鼻咽左侧壁软组织肿块，累及颈动脉鞘，向后累及咽后间隙及左颈部Ⅱ区多发代谢增高的淋巴结：鼻咽癌复发并多发淋巴结转移可能性大；②右侧第 2 前肋骨骨折愈合期改变，患者否认外伤或碰撞史，病理性骨折不排外，请结合临床；③纵隔及双肺门区多发淋巴结、代谢增高：淋巴结转移？反应性增生？建议追踪观察或淋巴结活检以明确；④左肩局部肌肉代谢增高，多为生理性摄取；⑤双侧筛窦炎；⑥肺气肿（右上肺肺大泡形成），右中上肺少量纤维条索灶；⑦右肾结石，双肾多发囊肿，前列腺增生；⑧脊柱退行性改变，L_1 椎体陈旧性压缩性骨折，S_1 腰化，双侧骶髂关节炎（图 1-5）。

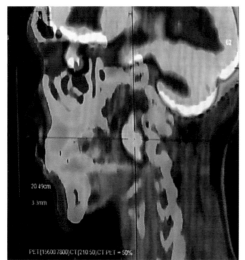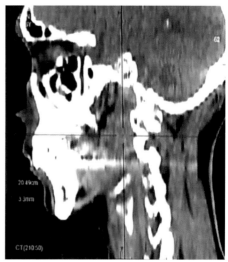

图 1-5 PET/CT

（二）治疗

患者拒绝到我院放疗科和耳鼻喉科就诊，签字出院，回家自行服用中草药。

（三）随访

出院后在当地卫生院服中草药治疗 3 个月，仍频繁发作晕厥，发作性质大致同前。

2017 年 3 月至当地市医院住院，诊断为"鼻咽癌复发并淋巴结转移"，再次行放射治疗 1 月余，共计放疗 30 次左右。

放疗 1 周后晕厥发作终止，到目前为止随访 3 年未再发晕厥。现患者一般情况良好。

五、最后诊断及诊断依据

（一）最后诊断

1. 鼻咽癌复发并多处淋巴结转移
2. 颈动脉窦综合征（鼻咽癌累及左侧颈动脉窦）

（二）诊断依据

1. 中年男性，病程 2 年余，反复晕厥，多于起身站立或头部转动时发生，有低血压、心率过缓等症状。
2. 行永久起搏器植入术后晕厥无明显改善。
3. 查体颈部板状纤维化。
4. 颈部 CTA 及 PET/CT 提示鼻咽癌复发并多发淋巴结转移可能性大。
5. 患者在外院诊断为"鼻咽癌复发"行放射治疗后晕厥症状发作终止，随访约 3 年未再发晕厥。

六、多学科合作团队（multidisciplinary team，MDT）专家点评

（一）影像科专家

该患者为鼻咽癌复发，鼻咽左侧壁可见一向后下延伸至咽喉间隙的软组织影，同时累及颈动脉鞘，糖代谢异常浓聚，SUV 最大值为 11.7，左侧咽后间隙及颈 II 可见多发肿大淋巴结，糖代谢增高，SUV 最大值为 9.6。从影像科来看，鼻咽癌复发诊断明确。在临床中 FDG 对肿瘤诊断、分期及疗效评估是很常用的，但需要注意的是，部分肿瘤 ^{18}FDG PET/CT 诊断并不占优势，如前列腺癌、高分化型原发性肝癌。这时可以采用其他的标记物，如 ^{11}C– 胆碱 PET/CT。若为神经内分泌肿瘤，则可使用 ^{18}F– 奥曲肽类似物显像。因此在临床中，针对不同疾病选择正确的影像学检查对于正确诊断疾病意义重大。

（二）心血管内科专家

在临床中首次接诊晕厥患者通常并不是在发病第一现场，所以首先要明确晕厥的诊断。

1. 与眩晕相鉴别　晕厥是短暂的一过性的意识丧失，而眩晕是有视物旋转而无意识丧失。
2. 与癫痫发作相鉴别　癫痫发作为先抽搐再意识丧失，而晕厥为失去意识十余秒后才出现抽搐，即阿斯综合征。
3. 与休克相鉴别　休克早期为血压下降，当周围循环衰竭时间长时才有意识丧失。
4. 与昏迷相鉴别　昏迷为长时间的意识丧失。

在明确患者为晕厥症状后，要询问患者晕厥发作的诱因、前驱症状以及发作

时的表现。详尽的体格检查,如生命体征、心脏杂音、肿瘤扑落音等,也能提供诊断线索。在该病例中,主治医生通过对患者病史、检查的详尽总结,发现该患者晕厥常于头部运动时发作,同时伴有心率减慢、血压下降,将矛头直指反射性晕厥,最终通过影像学证实为颈动脉窦综合征。颈动脉窦综合征可以分为四型:心脏抑制型、单纯血压下降型、混合型及原发脑型。该患者考虑为一个心脏抑制及血压下降的混合型,对患者行起搏器治疗后仅仅解决了心脏抑制的问题,而血压下降未能得到改善,因此倾斜实验仍有血压下降。

(三)耳鼻咽喉头颈外科专家

临床上以晕厥为首发症状的鼻咽癌患者非常罕见,国内外文献中仅有一些个案报道或少数病例报告[3-5]。此案例中,临床医生通过对病史、检查的分析,通过排除法推测到患者为反射性晕厥。患者在门诊电子鼻咽喉镜未能发现病灶,是由于既往行放射治疗,导致原发灶附近组织僵硬化,体格检查可以发现该患者颈部僵硬,纤维化严重,呈"冰冻征",因此此时内镜检查发现病灶难度大。最后从颈部 CTA、PET/CT 最后得到证实,该患者晕厥考虑为鼻咽癌转移压迫颈动脉窦,患者最后经放射治疗效果较好,随访约 3 年未再发晕厥,再次佐证了鼻咽癌复发转移压迫左侧颈动脉窦、导致颈动脉窦综合征的诊断。当然也要考虑咽旁间隙综合征,但患者无疼痛表现,因此没有压迫舌咽神经,该可能性不大。

(四)神经内科专家

头晕、眩晕、晕厥是神经内科常见的症状,要快速找出病因是很困难的。为了明确病因,首先要有完整详细的病史收集,其次要完善各项相关体格检查、实验室检查等。该患者入院后,主治医生对病历资料进行细致的整理,使人对该患者晕厥发病的特点一目了然,迅速地排除了癫痫、眩晕等其他疾病,因此临床诊断上少走很多弯路,这是值得年轻医生重点学习的方面。最后在临床上,我们若暂时不能排除癫痫的诊断,普通的脑电图检查还是不够的,应作动态脑电图检查。

七、经验与体会

1. 颈动脉窦综合征　通常由颈动脉窦的超敏反应引起,又叫 Weiss-Baker综合征,或 Charcot-Weiss-Baker综合征。当颈动脉窦受到外界刺激时,副交感神经张力增加,引起窦性心率明显减慢、PR 间期延长、高度房室传导阻滞或三者兼而有之,继而引起心输出量明显减少导致脑缺血,发生晕厥;或是交感神经活性降低,可引起全身动脉松弛,外周阻力下降,导致血压下降而引起脑血流灌注压骤然降低,可发生晕厥。也有一部分患者,虽无明显的心率和血压变化,但刺激颈动脉窦时,脑血管收缩,引起脑缺血,也可发生晕厥。

2. 接诊晕厥患者时,详尽的病史询问、总结和体格检查是至关重要的。通过对病史的详细总结,从晕厥发作的特点入手,根据晕厥的病因,逐个分析排除,最终锁定病因。

(陈晓彬)

参考文献

[1] BRIGNOLE M, MOYA A, DE LANGE FJ, et al. 2018 ESC Guidelines for the diagnosis and management of syncope. European Heart Journal, 2018, 39(21): 1883–1948.

[2] 刘文玲, 胡大一, 郭继鸿, 等. 晕厥诊断与治疗中国专家共识(2014年更新版). 中华内科杂志, 2014, 53(11): 916–925.

[3] WANG H, WANG Y, LIU H, et al. Syncope associated with carotid sinus syndrome in an occult nasopharyngeal carcinoma. International Journal of Cardiology, 2015, 186: 236–238.

[4] CAROL AB, MIRIAM IR, MICHAEL GG, et al. Carotid sinus syncope in head and neck cancer. The Laryngoscope, 1994, 104(4): 497–503.

[5] CICOGNA R, CURNIS A, CAS LD, et al. Syncope and tumours in the neck: carotid sinus or glossopharyngeal syndrome? European Heart Journal, 1985, 6(11): 979–984.

病例2 多器官功能障碍查因
——揭开谜底等你来

一、病史简介

(一)一般资料
女性, 41岁, 湖南省岳阳市人, 2018年6月29日入院。

(二)主诉
发现甲状腺功能亢进(简称"甲亢")12年, 气促3年, 再发加重2周。

(三)现病史
2006年因甲亢规律服用MMI或PTU, 控制不佳。2015年出现劳力性气促, 偶有下肢水肿。今年5月, 气促加重伴夜间阵发性呼吸困难、双下肢水肿、全身乏力及食欲减退。故于当地医院就诊, 测血压, 最高收缩压170mmHg ↑, Hb 67g/L ↓, Scr 546μmol/L ↑, NT-proBNP>35 000pg/ml ↑, 予氨氯地平降压、MMT治疗甲亢及利尿、扩血管。2018年5月10日入我院内分泌, 查Hb 44g/L ↓, FT_3 9.4pmol/L ↑,

FT_4 38.02pmol/L ↑,TSH<0.005mIU/L ↓,予以 MMT 5mg,口服,每日 1 次,并予以降压、护肾、护心、血液透析、输浓缩红等。6 月 15 日气促再发,收入心内科治疗。近期精神、饮食、睡眠欠佳,小便每日 500~700ml。

(四)既往史

2013 年发现重度贫血,既往血压正常。

二、入院检查

(一)体格检查

1. 体温 37.1℃,心率 90 次/min,呼吸 16 次/min,血压 136/80–0mmHg。

2. 营养欠佳,慢性病容,自主体位。颈静脉怒张,气管居中。

3. 甲状腺Ⅱ度肿大,无明显震颤,可闻及营营样血管杂音(图 2–1)。

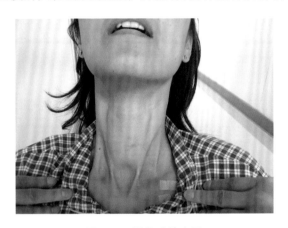

图 2–1　甲状腺检查图

4. 双肺呼吸音粗,右下肺可闻及湿性啰音。左侧桡动脉处可闻及连续性血管杂音,可触及震颤。肝颈静脉回流征(+)。

5. 心前区无异常隆起,心尖搏动位于左侧第 5 肋间锁骨中线处。心率 90 次/min,律齐,S_1 增强,P_2 亢进分裂,未闻及明显杂音,毛细血管搏动征(+)。

(二)实验室检查

1. 血常规　RBC 2.19×10^{12}/L ↓,Hb 67g/L ↓,PLT 116×10^9/L,余正常。

2. 尿常规　潜血(–),蛋白(+++),可见病理管型。

3. 肝功能　TP 61.6g/L ↓,ALB 27.3g/L ↓。

4. 肾功能　BUN 11.06mmol/L ↑,Cr 612μmol/L ↑,UA 471.8μmol/L。

5. NT–proBNP>25 000pg/ml ↑。

6. 血管炎三项　抗 MPO 37.0IU/ml,pANCA 阳性(2018 年 5 月 15 日)。

7. 甲状腺功能三项　FT_3 4.98pmol/L,FT_4 24.95pmol/L ↑,TSH<0.005mIU/L ↓,

TGA>4 000IU/ml ↑，A–TPO>600IU/ml ↑，TRAb>40IU/L ↑。

8. 甲状腺超声　甲状腺弥漫性病变：

甲状腺右侧叶多发以囊性为主的混合性结节：TI–RADS3 类；

甲状腺左侧叶多发实质性结节：TI–RAD3 类，双侧颈部多发淋巴结可见。

9. 甲状腺吸碘率测定　正常范围，最高 24h 30.9%。

10. 甲状腺核素显像　增大，功能良好，未见明显结节性病变。

11. 胸腹部彩超　左肾 111mm×31mm，右肾 99mm×35mm，双肾肾实质病变（B 级）双侧胸腔积液。

12. 胸腔积液检查

常规示黄色，微混，胶冻状，白细胞 5~8 个 /HP，红细胞 4~7 个 /HP，多核细胞 10%，单核细胞 90%。

生化示 ADA 2.8IU/L，TP 11.8g/L，ALB 5.4g/L，GLB 6.4g/L，白球比值 0.8，LDH 89IU/L，α– 羟丁酸脱氢酶 55.9IU/L。

13. 心电图　肢导联低电压倾向，V_1~V_3R 波递增不良。

14. X 片　双侧胸腔积液并右叶间裂积液可能，双下肺少许感染（右侧为主），心影增大（心胸比 0.67）（图 2-2）。

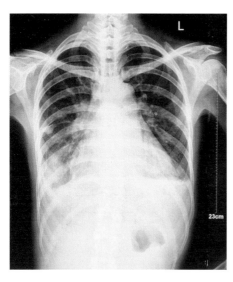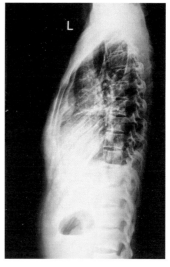

图 2-2　胸部 X 片

15. 肺部 CT　示右侧胸膜增厚并右侧胸腔包裹性积液，右侧斜裂及右侧水平裂积液，心包少许积液，左房增大，肺动脉高压，右中、下肺感染（图 2-3）。

16. 心脏彩超　右房大，肺动脉增宽，估测肺动脉压 43mmHg，左室壁厚度高值，二、三尖瓣轻中度反流，主、肺动脉瓣轻度反流，少量心包积液（图 2-4）。

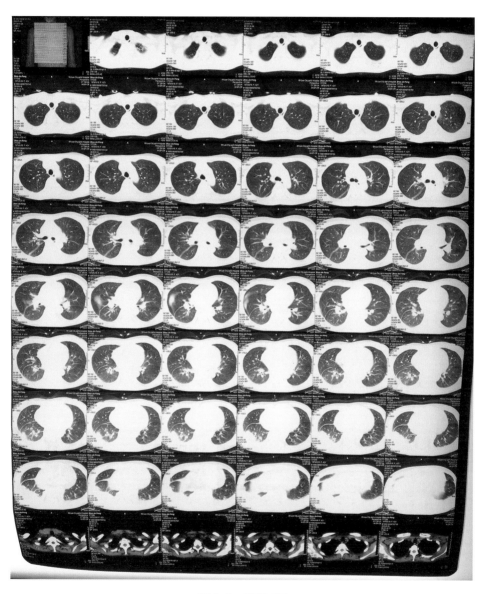

图 2-3 肺部 CT

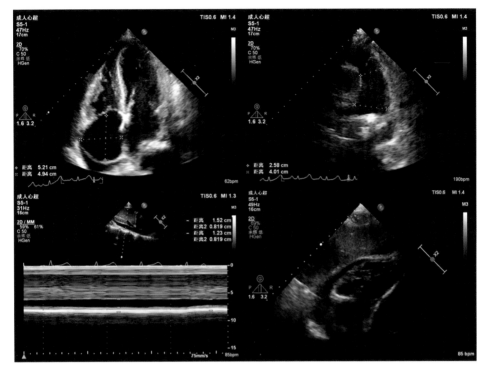

图 2-4 心脏彩超

三、临床分析

（一）病史特点回顾

1. 中年女性

2. 甲亢

3. 心力衰竭（简称"心衰"）

4. 高血压

5. 贫血

6. 肾衰竭

（二）诊断分析

中年女性,存在甲亢、高血压、肾衰竭、贫血及心衰,结合相关检查作出诊断。

1. 甲亢症　自身免疫性甲状腺疾病,诊断明确。支持点:甲状腺功能三项及自身抗体阳性,诊断明确。

2. 心衰原因　存在左右心衰,且射血分数正常,既往无其他基础心脏疾患,结合患者病史,考虑甲亢所致。

3. 高血压原因　肾性高血压可能。支持点:既往无"高血压"病史,血压的增高出现在肾功能损害之后。

4. 贫血　肾性贫血？支持点：存在肾功能损害；不支持点：2013年即出现重度贫血，但无肾功能不全，贫血与肾功能损害不平行。

5. 肾功能损害　原因不明，是否为自身免疫性疾病所致。多次ANCA阳性，是否为血管炎所致，血管炎原因为继发或原发，患者既往无肾脏损害，无风湿免疫系统等疾患，血管炎多考虑继发性所致，长期使用抗甲状腺药物，ANCA阳性考虑和抗甲状腺药物有关。

四、进一步检查、诊治过程及随访

（一）右心导管检查
肺动脉压及全肺阻力明显升高，肺嵌压18mmHg。

（二）贫血四项
铁蛋白805.1μg/L↑，促红细胞生成素41.05IU/L↑，叶酸、VitB$_{12}$正常。网织红细胞百分比4.18%↑。

（三）骨髓穿刺
骨髓增生活跃，粒红系均活跃，外铁偏多，内铁减少，巨核细胞正常。血涂片示可见异型淋巴细胞，成熟红细胞中央淡染区扩大。

（四）狼疮全套+抗中性粒细胞胞浆抗体+血管炎三项
抗MPO 32.46IU/ml，pANCA阳性（2018年6月30日）。

（五）2018年6月28日腹部超声
左肾88mm×39mm，右肾90mm×34mm，双肾肾实质B级病变。

（六）甲状腺摄碘率检查
甲状腺2h、6h摄碘率增高，24h摄碘率正常，伴摄碘高峰前移。甲状腺SPECT示甲状腺增大，摄取功能良好，未见明显结节性病变，与前次对比，甲状腺较前稍增大（甲状腺重量约73g，原64g）。

五、最后诊断及诊断依据

（一）甲亢（自身免疫性甲状腺病）
1. 甲亢性心脏病
2. 心功能Ⅳ级

依据：①多次甲状腺功能三项及自身抗体阳性，甲亢（自身免疫性甲状腺病）诊断明确；②存在左右心衰，心脏彩超提示右房大，射血分数正常，排除其他致心衰疾患，符合甲亢性心脏病所致心衰特点。

（二）ANCA相关性血管炎（抗甲状腺药物诱发）[1-4]
肾功能不全（CKD5期）

肾性高血压

依据：①长期服用抗甲状腺药物病史；②肾功能损害伴 ANCA 阳性；③高血压继发于肾功能损害出现。

（三）贫血（重度）

慢性病性贫血

依据：排除地中海贫血、巨幼细胞性贫血、缺铁性贫血、白血病、骨髓增生异常综合征、溶血性贫血等血液系统疾患，结合病史，考虑诊断慢性病性贫血。

（四）左心相关性肺动脉高压

依据：心脏彩超及右心导管均提示肺动脉压力增高，肺嵌压 18mmHg>15mmHg，考虑左心相关性肺动脉高压。

六、MDT 专家点评

（一）心内科专家

心衰、甲亢、肾衰竭、高血压、贫血明确，5 方面关系密切，互为因果，心衰为果。甲亢 2006 年最先发生，2013 年贫血，进行性加重，2015 年血压、肾功能正常，2016 年劳力性气促、间有水肿，2018 年 5 月心衰加重，检查发现肾功能损害、高血压、重度贫血。

高血压所致肾功能损害、心衰需历经多年，从病史来看不符合。左右心衰同时出现，且为射血分数保留的心功能不全，符合甲亢性心脏病、贫血性心脏病，可能在后阶段高血压、肾功能损害加重心衰。心衰系疾病下游，上游治疗才是治理关键。存在大量蛋白尿，高血压发病时间短，高血压为肾功能不全所继发，ANCA 阳性，是否考虑诊断为血管炎；肾功能损害原因不明，是否为抗甲亢相关药物所致血管炎所致；5 月份存在大量蛋白尿，肾脏大小正常，入我科后超声提示肾萎缩，暂未行肾穿，肾病综合征的病因不明，目前已 CKD5 期，已启动血透，预后如何，如何治疗；甲亢、贫血原因不明，是否为自身免疫性疾病所致，是否会累及其他器官，如何监测；肺高压为轻度，暂用左心相关疾病所致，若为自身免疫性疾病，是否会进行性加重。

心衰：甲亢、贫血是元凶，肾脏损害、高血压是从犯。高血压：慢性肾炎相关肾性。甲亢、肾炎自身免疫性，共同病因，或其他内在关联？贫血、白细胞减少的原因，治疗方案及预后？

（二）血液科专家

贫血原因不明，女性患者，湖南、两广地区，若自幼长期贫血，需首先排除地中海贫血，红细胞平均体积正常，病史不支持。贫血查因分骨髓病性贫血、继发性贫血，如恶性肿瘤、风湿结缔组织、血液系统良性病变（自身免疫性溶血性贫血、阵发性睡眠性血红蛋白尿症、营养性贫血等）。叶酸、维生素 B_{12} 检测结果正常,不支持巨幼细胞性贫血。铁代谢示血清铁减少,但铁蛋白水平增高,不符合缺铁性贫血。骨穿结果不支持肿瘤性如白血病、骨髓增生异常综合征,溶血性贫血也不考虑。

骨髓结果示红细胞淡染区扩大,为缺铁性表现,铁染色显示内铁减少,外铁偏多,结合病史诊断慢性病贫血,贫血随病情逐渐加重。主要见于风湿系统、炎症感染及肿瘤性疾病,发病机制不清。需与缺铁性贫血鉴别,慢性病性贫血主要为铁代谢紊乱、铁利用障碍。

治疗方面首先需进行原发病的治疗,其次重度贫血患者可考虑输注成分血,促红细胞生成素治疗,补铁需慎重,目前对于是否需补铁,目前仍有争议,需严密监测。

（三）肾内科专家

该患者符合肾病综合征诊断,是原发还是继发? 该患者存在自身免疫性甲状腺疾病,是否为引起肾病综合征的原因。其次,我们需要考虑该患者是否存在急性肾损伤。肾脏损害原因不明,免疫介导可导致甲状腺疾病,也可介导肾脏损害,同时甲状腺激素及抗甲状腺药物亦可导致肾脏损害。

自身免疫性甲状腺疾病相关性肾病常见病理类型包括膜性肾病、局灶节段性肾小球肾炎、IgA 肾病、慢性肾小球肾炎、微小病变、淀粉样变性、其他。该患者肌酐与贫血不平行,需考虑结缔组织疾病,如 ANCA 相关性血管炎、狼疮性肾炎、血液系统疾病、感染、肾间质病变。结合该患者的病情,不能用一种原因来解释。目前尿检无纤维镜下可见红细胞,需补充既往尿检结果。多次 ANCA 阳性,需考虑 ANCA 相关性血管炎,患者长期服用抗甲状腺药物,PTU 及 MMI 均可引起,与甲状腺疾病本身相关,与其遗传背景及环境相关,PTU 引起小血管炎的致病率约为 MMI 的 40 倍,临床表现和组织病理学异常较原发性 ANCA 相关性血管炎轻,甚少肾外受累,预后通常较好。4%~46% 患者使用 PTU 会出现血管炎,年轻女性多见,PTU 剂量和治疗持续时间与疾病出现无关。MPO-ANCA 阳性多于 PR3-ANCA 阳性（TPO/MPO 同源性）,ANCA 相关性血管炎女性患者,40% 存在甲状腺疾病[1]。

目前药物诱导 ANCA 相关性血管炎发病机制尚未完全明确。需与原发性 ANCA 相关性血管炎相鉴别。药物诱发多见多种抗原,原发 ANCA 相关性血管炎往往是单一抗体;药物诱导 ANCA 相关性血管炎自身抗体滴度高、活动性低、缺乏 IgG3 类型,停用药物后 IgG4 急剧下降;原发 ANCA 相关性血管炎以 IgG3 类型为主;病理学方面,药物诱导 ANCA 相关性血管炎发生新月体的肾小球较少,更多的肾小球有免疫复合物沉积;治疗方面,首先立即停用甲亢药物,然后根据临床表现、脏器受累程度及抗体滴度决定是否应用糖皮质激素或免疫抑制剂,必要时行血液净化治疗[2]。

（四）普通外科专家

从外科学角度分析,此患者长期抗甲状腺药物治疗效果不佳:①治疗时程长达12年;②出现甲亢性心脏病等并发症;③药物治疗的副作用明显,如pANCA阳性血管炎、肾功能损害等;④TRAb>40IU/L↑。

可选择外科手术治疗。手术方式国内多采用甲状腺次全切除术,可避免一些并发症及减少术后甲状腺功能减退的发生。术后TRAb、TPOAb及TGAb抗体滴度均降低,术后TRAb水平升高可能会致甲亢复发,而在全切患者中则没有出现复发。

（五）内分泌专家

多年甲亢病史,结合体格检查及实验室检查,甲亢症、自身免疫性甲状腺病诊断成立。甲亢12年,伴气促、水肿,结合体格检查、心脏彩超等结果,心脏改变考虑甲亢性心脏病。肾功能损害、ANCA阳性,考虑ANCA相关性血管炎可能,初发未治疗甲亢患者的发生率0.0%~6.7%,多见于服用PTU,服用MMI的发病率较PTU低,血管炎的发生与甲亢药物使用时间长短、剂量无直接关系,ANCA阳性患者中仅少部分会出现临床血管炎症状,临床表现多样,可累及多系统,肾脏损害最为常见[3-4]。

甲亢患者治疗过程中要警惕血管炎的发生,ANCA相关性血管炎症状可能在出现使用抗甲亢药物期间或停用抗甲亢药物之后。有条件者在PTU治疗前测定ANCA抗体,并在治疗过程中监测尿常规及ANCA抗体。该患者建议下一步检查:ANCA及血清中可以检出抗MPO抗体等免疫指标、尿常规。

治疗:停用抗甲亢药物,患者虽停用药物后T_3、T_4降低,但TSH仍处于低水平状态,需定期复查,必要时甲亢考虑^{131}碘治疗,可考虑糖皮质激素治疗。

（六）风湿科专家

此患者累及甲状腺、心、肾、血液等多系统,不能用一元论解释,需分清主次,抓主要矛盾。甲亢为此患者主要矛盾,2006年诊断甲亢,2015年出现心衰、贫血,2018年发现肾功能损害。贫血不能单纯用肾功能损害解释。同意血液科专家意见,贫血考虑慢病所致,甲亢本身可致消耗增加、营养不良并导致铁利用障碍,其次药物直接作用可致溶血性贫血,免疫介导也可致贫血。甲亢所致肾病综合征仅有少数个案报道,多为膜性肾病/微小病变,肾功能正常,无任何免疫异常指标。故不支持甲亢所致肾功能损害。是否存在血液系统疾病,最常见多发性骨髓瘤,但骨髓穿刺结果不支持。贫血和肾功能损害更多考虑自身免疫所致,多次ANCA阳性,考虑血管炎,但甲亢和ANCA相关性血管炎是否存在联系?文献报道抗甲状腺药物可引起ANCA相关性血管炎,PTU较MMI常见,有别于原发性 ANCA 相关性血管炎。下一步需停用药物,并要行 ^{131} 碘或手术,使用激素(1~2mg/kg)和免疫抑制剂、血浆置换,可使用利妥昔单抗,预后较原发 ANCA 相关性血管炎好。

七、经验与体会

1. 关注甲亢药物相关免疫介导副反应。
2. 多寻找证据,探索事物间的联系。
3. 加强慢病管理,多学科合作,加强随访。

(郑璐璐)

参考文献

[1] 刘超,蒋琳. 抗甲状腺药物不良反应的再认识. 中华内分泌代谢杂志,2011,27(6):529.

[2] 郭晓蕙,赵明辉,高莹,等. 抗甲状腺药物引起抗中性粒细胞胞质抗体相关血管炎的临床分析. 中华医学杂志,2003,83(11):932.

[3] SLOT MC, LINKS TP, STEQEMAN CA, et al. Occurrence of antineutrophil cytoplasmic antibodies and associated vasculitis in patients with hyperthyroidism treated with antithyroid drugs: A long-term follow up study. Arthritis Rheum, 2005, 53(1):108.

[4] BALAVOINE AS, GLINOER D, DUBUCQUOI S, et al. Antieutrophil Cytoplasmic Antibody-Positive Small -Vessel Vasculitis Associated with Antithyroid Drug Theraph: How Significant Is the Clinical Problem? Thyroid, 2015, 25(12):1273.

病例 3 发热、肺内占位、骨质破坏

一、病史简介

(一)一般资料

患者,男,61 岁,已婚,湖南省邵东县人,供销社退休人员。久居云南,不吸烟,于 2016 年 7 月 2 日入院。

(二)主诉

发热,咳嗽、胸痛 1 年余。

(三)现病史

2015 年 4 月中旬无明显诱因出现干咳,右侧胸痛,呈持续性隐痛,间断发热,最高 38.5℃,无畏寒,寒战,无盗汗乏力,无咯血气促。辅助检查:WBC

13.9×10^9/L;肺部CT(4月30日):右肺下叶不规则软组织影,直径1cm,纵隔和肺门淋巴结无肿大。支气管镜未见异常。其余检查(−)。5月1日至6月15日患者间断抗感染治疗,症状和影像学均无改善,当地医院考虑肺癌可能性大;2015年6月16日复查肺部CT:病变范围较前稍增大,呈不规则强化;2015年6月30日行胸腔镜下右肺下叶楔形切除,术中见右下肺近叶间裂处包块,病理提示炎性病变。术后好转出院,出院诊断右下肺机化性肺炎。出院后患者无发热,无咳嗽盗汗,体重无变化。2016年3月中旬患者出现左侧胸背痛,下肢麻木,感觉障碍,伴肢体乏力。无咳嗽咳痰,无发热;肺部CT:左肺下叶新发结节病灶,边缘强化,左肺门淋巴结肿大。右肺下叶手术后改变;磁共振:T_3~T_9椎体见斑片状异常信号及T_{12}椎体压缩性骨折,脊髓水肿,考虑转移可能。肺穿刺活检病理:炎性改变并见多核巨细胞,抗酸染色阴性;支气管镜检查未见异常;当地建议再次胸外科手术切除活检,患者拒绝。2016年5月23日至5月29日因"腰背痛,双下肢麻木"入住我院脊柱外科,诊断为"脊柱骨质破坏,转移瘤?"建议再次肺穿刺,患者拒绝,出院。2016年5月31日至6月29日在当地医院住院,6月3日行胸腔镜下左下肺结节切除。病理提示慢性炎症,可见机化性肺炎,碳末沉着,请结合临床;当地医院会诊病理切片:慢性间质性、机化性肺炎伴纤维组织明显增生及胶原化,肺泡上皮轻度增生,呈现炎性假瘤样改变。术后患者出现每天反复高热,体温达39.4℃,胸痛,咳嗽较前明显,少量黄痰,WBC27.9×10^9/L,血培养、痰培养均阴性。抗感染无效。6月29日复查肺部CT示肺门病变较前明显增大,左肩胛下角和关节盂骨质破坏较前明显。为进一步诊治,收入我科。

既往史、个人史、婚育史、家族史无特殊。

二、入院检查

(一)体格检查

体温37.6℃,慢性病容,贫血貌,左锁骨上多发淋巴结肿大,质硬,不移动,无压痛,表面皮肤无红肿,左下肺闻及少许湿啰音,心脏检查(−),腹部平坦,肝脏肋下2cm,质稍硬,边缘光滑,脾脏未触及,胸腰椎棘突压痛,下肢无水肿。

(二)实验室检查

肺部CT(2015年4月30日)右肺下叶不规则软组织影,直径1cm,纵隔和肺门淋巴结无肿大(图3-1)。

肺部CT(2015年6月16日)病变范围较前稍增大,呈不规则强化(图3-2)。

肺部CT(2016年4月26日)左肺下叶新发结节病灶,边缘强化,左肺门淋巴结肿大,右肺下叶手术后改变(图3-3)。

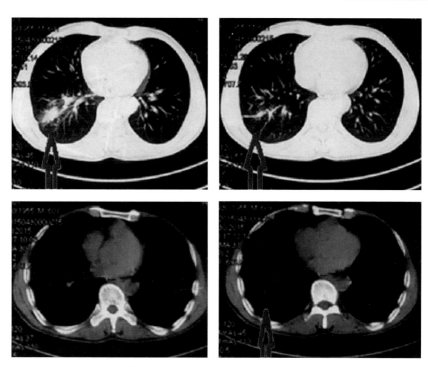

图 3-1　肺部 CT 2015 年 4 月 30 日

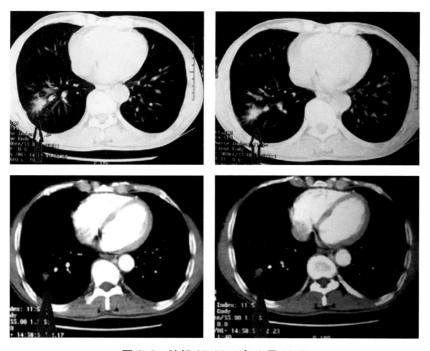

图 3-2　肺部 CT 2015 年 6 月 16 日

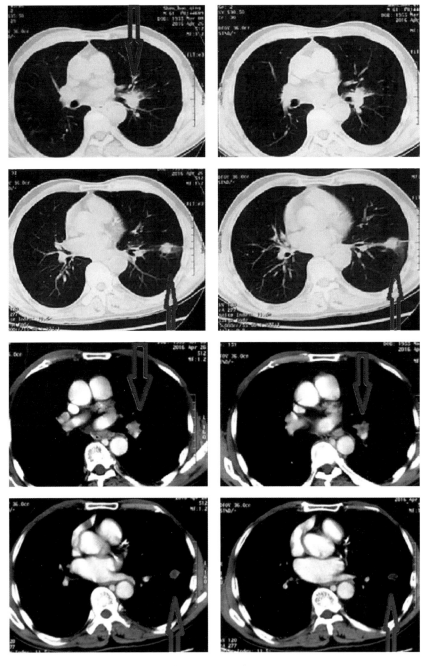

图3-3　肺部CT 2016年4月26日

　　肺部CT（2016年6月29日）左肺门病变较前明显增大,左肩胛下角和关节盂骨质破坏较前明显（图3-4）。

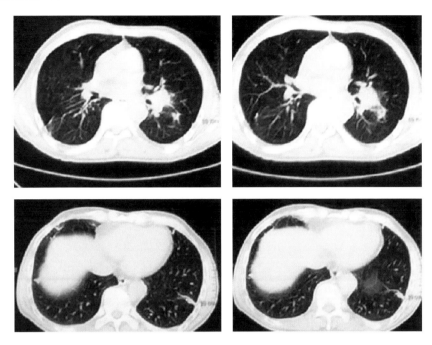

图 3-4　肺部 CT 2016 年 6 月 29 日

磁共振 $T_3 \sim T_9$ 椎体见斑片状异常信号及 T_{12} 椎体压缩性骨折，脊髓水肿，考虑转移可能（图 3-5）。

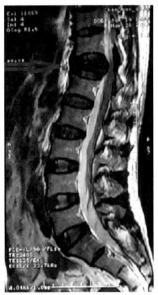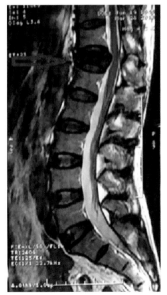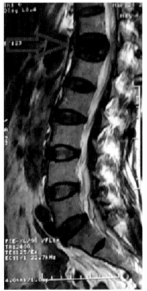

图 3-5　磁共振

血常规示 WBC 28.0×10^9/L，RBC 2.79×10^{12}/L，Hb 77g/L，PLT 232×10^9/L，中性粒细胞计数 23.3×10^9/L，中性粒细胞百分比 83.3%，淋巴细胞百分比 7.4%。

尿常规正常，大便常规正常，OB 阴性。

肝功能示 ALB 23.9g/L，GLO 35g/L，肾功能、心肌酶、电解质、凝血常规及 D- 二聚体正常。肺癌五项正常。PCT 0.43μg/L，CRP 94mg/L ↑，ESR 120mm/h，HIV 阴性。T-SPOT 阳性（A：24，B：32）。PPD 皮试（++）。

风湿免疫狼疮，ANA 谱和血管炎检查阴性。

（三）入院后进一步检查

彩超：肝大，脾大，脾脏内多发结节。腹腔、腹膜后多发淋巴结肿大。左锁骨上多发淋巴结肿大，左侧颈部液性包块。

肺部 CT（2016 年 7 月 4 日）：左肺门区肿块，考虑肺癌可能性大，伴纵隔、双侧肺门、锁骨上窝、腹膜后淋巴结肿大。双侧胸骨、锁骨、第一肋，T_2、T_6、T_{12} 多个椎骨骨质破坏。右中肺和左下肺术后改变（图 3-6）。

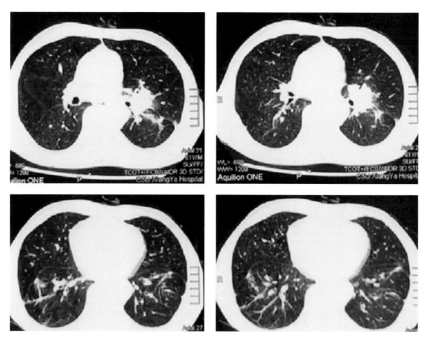

图 3-6　肺部 CT 2016 年 7 月 4 日

磁共振（2016 年 7 月 4 日）：检查所见：$T_1 \sim T_{12}$ 及 L_1、L_2、L_5、S_1 椎体及棘突内可见多发大小不等斑片状长 T_1、T_2 信号灶，增强后可见明显强化，T_{12} 椎体明显压缩变扁，后方椎管明显受压变窄，相应节段脊髓明显受压。

结论：多发胸腰椎椎体及附件骨质破坏，转移瘤可能性大，请结合临床。

T_{12}椎体压缩变扁。

支气管镜(2016年7月6日):左上叶下部开口,左下叶、左主下段均可见较多结节样突起,表面欠光滑,钳夹质软,易渗血。诊断左侧支气管病变,癌症?（图3-7）。

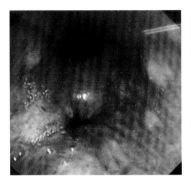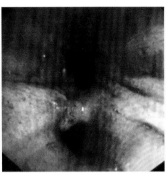

图3-7　支气管镜

病理结果:黏膜慢性炎症,PAS(－)抗酸(－)。

三、临床分析

(一)临床特点回顾

1. 老年男性,61岁,间断咳嗽,胸痛,下肢麻木,发热1年余;既往体健,无烟酒不良嗜好。

2. 体格检查　体温37.6℃,慢性病容,贫血貌,左锁骨上多发淋巴结肿大,肝大,棘突压痛。

3. 辅助检查　白细胞异常升高、贫血,T-SPOT阳性,肺内占位,多发骨质破坏,肝脾大,脾内多发结节,全身淋巴结肿大。肺组织病理活检多次为慢性炎症,并见多核巨细胞。

(二)诊断分析

总结本例患者的特点,老年男性,慢性过程,长程发热,咳嗽,肺内结节,肝脾大,全身浅表和深部淋巴结肿大,骨质破坏(图3-8)。

1. 非感染性疾病

(1)肺癌转移

支持点:可以有发热、咳嗽症状,白细胞可以升高,表现为类白血病反应。肺内出现占位病灶,肝脾淋巴结肿大,全身多处骨质破坏。

不支持点:患者病程长达1年半,多次肺组织活检均没有找到癌细胞,提示为慢性炎症,故可以排除肺癌。

(2)血液系统疾病:多发性骨髓瘤和淋巴瘤

支持点:可以有发热,白细胞升高,贫血,肝脾淋巴结肿大,骨质破坏。

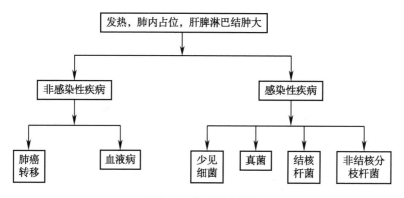

图 3-8　诊断思路导图

不支持点:患者球蛋白升高,尿蛋白阴性,病理活检不支持血液系统疾病。

2. 感染性疾病

(1)少见细菌感染:一般的普通细菌不会形成慢性炎症,但是有两种细菌除外,即奴卡菌和放线菌,这两种细菌表现极为相似,均为革兰氏染色阳性菌,并且可以导致肺部慢性化脓性感染和淋巴结的化脓性肉芽肿性炎症。

肺奴卡菌病是星形奴卡菌引起的肺部慢性感染。奴卡菌是革兰氏染色阳性、需氧性丝状细菌,其形态与以色列放线菌相似,但菌丝末端不呈现棍棒状膨胀,抗酸染色阳性,菌丝可缠绕成团,形成类似放线菌的颗粒。奴卡菌寄生于土壤和腐物中。经呼吸道或皮肤伤口侵入人体,引起局部感染,并可经血循环播散到淋巴结、脑、肾、脾等器官,形成化脓性肉芽肿性炎。临床表现与肺结核相类似,起病缓慢,有咳嗽、发热、乏力、盗汗、消瘦、胸痛、脓痰、咯血等症状,胸部 X 线检查显示结节状或片状炎性病变,可形成多发性小空洞,常伴有肺门淋巴结肿大,或并发胸膜炎、胸腔积液。磺胺类药物如磺胺嘧啶、磺胺甲基异恶唑和甲氧苄啶合用等是治疗奴卡菌病的首选药物。

放线菌是一类主要呈菌丝状生长和以孢子繁殖的陆生性较强大的原核生物。因在固体培养基上呈辐射状生长而得名,大多数有发达的分枝菌丝。由放线菌引起的慢性化脓性肉芽肿性疾病,其病变好发于面颈部及胸腹部,以向周围组织扩展形成瘘管并排出带有硫磺样颗粒的脓液为特征。大剂量、长疗程的青霉素治疗对大多数病例有效,亦可选用四环素、红霉素、林可霉素及头孢菌素类抗生素;同时还需外科引流脓液及手术切除瘘管。此病无传染性,注意口腔卫生可预防本病。

本例患者目前尚不能排除奴卡菌和放线菌的感染,需要多次送分泌物做培养,以进一步明确诊断。

(2)真菌感染:可以引起全身播散的真菌多为隐球菌和马尔尼菲蓝状菌。

隐球菌感染宿主正常的患者,也可以全身播散。隐球菌肺炎为新型隐球菌感染引起的亚急性或慢性内脏真菌病。主要侵犯肺和中枢神经系统,但也可以侵犯骨骼、皮肤、黏膜和其他脏器。隐球菌肺炎是由隐球菌属中的新生隐球菌引起的一种亚急性或慢性深部真菌病。可侵犯人体的肺部,但以侵犯中枢神经系统最常见,约占隐球菌感染的80%。青壮年多见,男多于女。肺部隐球菌感染的初期,多数患者可无症状。少数患者出现低热、轻咳、咳黏液痰,偶有胸膜炎症状。X线表现为多形性,轻者仅表现为双肺下部纹理增加或孤立的结节状阴影,偶有空洞形成。急性间质性炎症可表现为弥漫性浸润或粟粒样病灶。需与肺结核、原发或转移性肺癌鉴别。该患者需要进一步完善真菌检查以排除。

马尔尼菲蓝状菌主要是侵犯单核吞噬细胞系统,即肺、肝、肠淋巴组织、淋巴结、脾、骨髓、肾和扁桃体等,以肺及肝最为严重。如果宿主免疫正常,则病变局限在肺部,由于病原主要由呼吸道入侵,因此原发症状主要在肺,临床表现似肺结核,极易误诊,也可无症状或者有症状而被潜在疾病掩盖。如果患者免疫缺陷,则可以全身播散,引起急性症状,主要累及肺、肝、浅淋巴结、扁桃体、皮肤、骨关节、消化道和脾等器官。其中尤以肺和肝受累最多且严重。可有典型症状,突然发病,高热,为不规则发热,持续时间较长。呼吸系统最常受累,表现为咳嗽、咳痰、咳血、胸痛、气紧,听诊呼吸音减弱,可闻及湿啰音,X线片示肺部炎症改变。皮肤损害是播散型马尔尼菲青霉病的临床特征,常成为播散型病例首先引起注意的体征。隆起于皮肤的丘疹中央发生坏死,坏死处凹陷呈脐窝状。皮损中容易查到马尔尼菲青霉,对临床诊断很有帮助。需要进一步完善真菌检查以排除。

(3)结核分枝杆菌感染

支持点:可以表现为长程发热,消瘦乏力,贫血,白细胞升高多为类白血病反应。可以侵犯肺部表现为多形性改变,侵犯淋巴结导致淋巴结肉芽肿性炎症,脾脏结核,侵犯骨髓导致骨结核。T-SPOT阳性。

不支持点:患者肺部病变为肿块占位,以中下肺分布,没有多形性改变,并且不是结核的好发部位,肺组织病理活检没有看到典型的干酪坏死性肉芽肿。全身多发骨质破坏、压缩骨折均不是结核的特点。需要反复做抗酸染色和结核培养以明确诊断。

(4)非结核分枝杆菌感染

支持点:长程发热,消瘦乏力,贫血,白细胞升高,抗普通细菌感染效果不佳。肺部CT表现为多发结节,纵隔肺门淋巴结肿大,肝大,脾内多发结节,全身多处骨质破坏,病理活检提示慢性炎症,可见多核巨细胞。需要反复做抗酸染色和分枝杆菌快速培养以明确诊断。

四、进一步检查、诊治过程及随访

1. 复查支气管镜,再次行抗酸染色(–),细菌和真菌培养(–)。

2. 左锁骨上液性包块穿刺,抽出脓性分泌物约 5ml,送抗酸染色(+),分枝杆菌培养为鸟分枝杆菌。

3. 左锁骨上脓肿清除术,送病理示慢性肉芽肿性炎症。

4. 治疗过程　利福平 + 乙胺丁醇 + 克拉霉素 + 阿米卡星。2016 年 10 月 16 日电话随访,患者自诉体温正常,肩胛骨和腰背部疼痛明显缓解,体力有所恢复;血常规和肝肾功能均正常。

五、最后诊断及诊断依据

(一)最后诊断

播散型鸟分枝杆菌病

(二)诊断依据

1. 老年男性,61 岁,间断咳嗽,胸痛,下肢麻木,发热 1 年余。

2. 体格检查　体温 37.6℃,慢性病容,贫血貌,左锁骨上多发淋巴结肿大,肝大,棘突压痛。

3. 辅助检查　白细胞异常升高、贫血,T–SPOT 阳性,肺内占位,多发骨质破坏,肝脾大,脾内多发结节,全身淋巴结肿大。肺组织病理活检多次为慢性炎症。并见多核巨细胞。淋巴结活检为肉芽肿性炎症。

4. 左锁骨上脓肿穿刺液抗酸染色(+),培养为鸟分枝杆菌。

六、MDT 专家点评

呼吸科:NTM 影像学除了表现为渗出、空洞以外,还可以表现为肿块影,并发淋巴结肿大和骨质破坏,需要与肺癌转移和真菌感染相互鉴别,容易混淆,需要靠病理活检和穿刺物的培养来鉴别诊断,在诊断清楚之前,外科手术需要格外谨慎。

放射科:患者双肺多发结节肿块病变,椎体骨质破坏,全身多发骨质破坏压缩骨折均不是结核的特点。更加倾向于恶性肿瘤的改变,影像学表现不典型。

血液科:患者发热,白细胞升高,贫血,肝脾淋巴结肿大,骨质破坏,有多发性骨髓瘤和淋巴瘤的可能性。但是患者的病理活检不支持血液系统疾病。

七、经验与体会

1. 近年来,NTM 病呈快速增多的趋势,并已成为威胁人类健康的重要公共卫生问题。NTM 肺病临床症状与体征极其类似肺结核,全身中毒症状较肺结核轻。临床表现差异很大,多数呈慢性发展,可有咳嗽、咳痰、咯血、胸痛、盗汗、低热、乏力、消瘦等症状。肺部 CT 可表现为结节影、斑片影、实变影、树芽征、磨玻璃影、纤维条索影、支气管扩张影、空洞,尤其是薄壁空洞影、胸膜肥厚粘连,且通常以多种形态病变混合存在。

2. 播散性 NTM 病经相关检查发现有肺或肺外组织与器官病变,血培养 NTM 阳性,骨髓、肝脏、淋巴结穿刺物培养 NTM 阳性,可以诊断。

（李 瑛）

病例4 游走的淋巴结之谜

一、病史简介

（一）一般资料
男性,27 岁,湖南怀化人,于 2018 年 8 月入住我院呼吸科。

（二）主诉
发现淋巴结肿大一年,气促半年。

（三）现病史
2017 年 3 月患者发现双侧颈部和锁骨上淋巴结肿大,伴胸痛,疼痛部位不固定,多为侧胸部疼痛,偶有前胸部疼痛,为阵发性针刺样,每次持续数十秒至一分钟自行缓解。无咳嗽、咳痰,无畏寒、发热,无盗汗,无呼吸困难等不适。2017 年 3 月 30 日患者到当地医院就诊,体格检查发现双侧颈前、颈后、锁骨上多个肿大淋巴结,较大者如蚕豆大小;胸部 CT 示两上肺结节及斑片影,纵隔及双侧肺门淋巴结肿大;T-SPOT 阴性;锁骨上淋巴结针吸活检病理示肉芽肿性炎;支气管镜检查示右中间支气管和右中叶支气管黏膜凹凸不平,考虑支气管内膜结核可能。对症治疗后好转出院,具体用药不详,未予抗结核治疗,出院后患者时有胸部隐痛感。2018 年 2 月患者出现胸闷、气促感,活动后气促明显,步行 800~1 000m 及上楼梯至 2~3 楼即感气促不适。伴口干及大量饮水,24h 尿量 8 000~9 000ml。偶有头晕,无头痛,无畏寒、发热,无盗汗,无咳嗽、咳痰等不适。2018 年 7 月 31 日再次到当地医院就诊,行胸部 CT 示,与 2017

年 3 月对比,双肺结节及斑片影较前明显增多,但纵隔和双肺门淋巴结较前缩小。

（四）既往史

无特殊病史,否认结核病及密切接触史,无药物过敏史。

（五）个人史

吸烟 10 余年,约 7 支 /d。从事挖掘机工作 4 年,有粉尘接触史。

（六）婚育史、家族史无特殊

二、入院检查

（一）体格检查

体温 36.6 ℃,心率 108 次 /min,呼吸 20 次 /min,血压 132/82mmHg,SPO_2 94%,双侧颈部、锁骨上凹、颌下、颏下、耳后及腋窝可触及多个肿大淋巴结,约黄豆大小（较 2017 年缩小）,与周围组织无粘连,活动度可,无压痛。双肺呼吸运动正常,触诊语颤对称,双肺叩诊清音,听诊双肺呼吸音粗,未闻及干湿性啰音,无胸膜摩擦音。心腹、神经系统查体均未见异常。双下肢无水肿,无杵状指。

（二）实验室检查

1. 结核相关检查

2017 年 3 月 T-SPOT 5.8pg/ml。

2017 年 3 月结核抗体阴性。

2017 年 3 月结核分枝杆菌 TB-DNA 定量 <5.00E+0.2IU/ml。

2. 支气管镜检查

镜下诊断考虑支气管内膜结核。

BALF 病理刷片见散在及成簇呼吸性上皮细胞,另见少数细胞排列密集,形态欠清。

BALF 细胞分类粒细胞群 18%,淋巴细胞群 20%,上皮细胞 12%,肺巨噬细胞 50%。

胸部 CT（2017 年 3 月）两上肺结节及斑片影,纵隔及双侧肺门淋巴结肿大（图 4-1）。

肺部 CT（2018 年 8 月）双肺结节及斑片影较前明显增多,但纵隔和双肺门淋巴结较前缩小（图 4-2）。

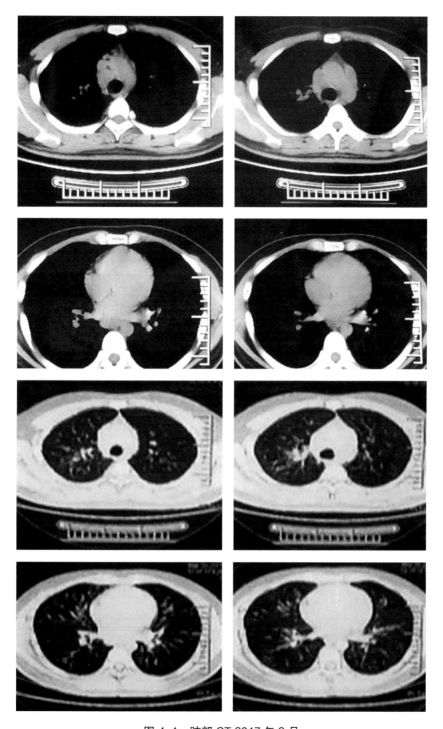

图 4-1　肺部 CT 2017 年 3 月

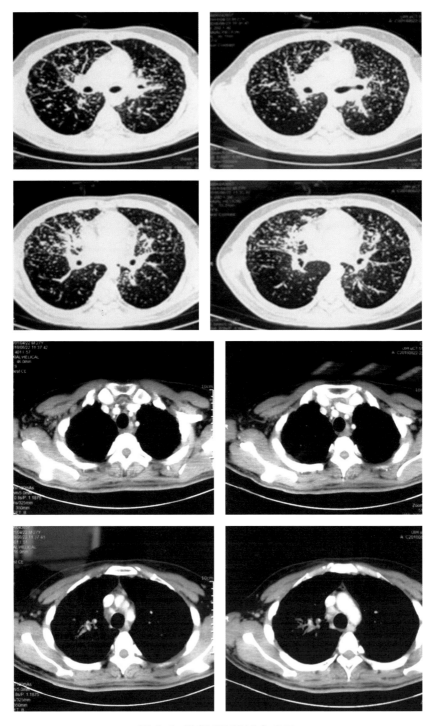

图 4-2　肺部 CT 2018 年 8 月

腹部 CT 腹膜后淋巴结肿大,脾脏多发结节病变(图 4-3)。

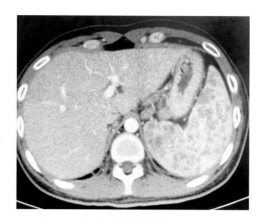

图 4-3 腹部 CT 示脾脏多发结节病变

(三)入院后进一步检查

血常规:WBC 5.6×10^9/L,RBC 5.22×10^{12}/L,Hb 162g/L,PLT 232×10^9/L,中性粒细胞计数 3.6×10^9/L,中性粒细胞百分比 64.8%,淋巴细胞百分比 17.9%。

尿常规:正常,尿比重 1.005;大便常规:正常,OB 阴性。

肝功能,肾功能,心肌酶,电解质均正常。凝血常规及 D- 二聚体均正常。

输血前四项均阴性,肺癌五项均正常。

内分泌相关检查:血糖及 HbA1c 均正常,ACTH 17.22pg/ml,ALD 158.03pg/ml,肾素 44.99pg/ml

血管紧张素 Ⅱ 84.35ng/L,ACE 258IU/L ↑,皮质醇 20.34μg/dl。

感染相关指标:ESR 44mm/h ↑,CRP 1.47mg/L,PCT<0.005ng/ml

BALF 感染病原高通量基因检测 NGS 报告:未见真菌、病毒、结核分枝杆菌、寄生虫、支原体及衣原体和致病菌。

结核相关指标:PPD 实验阴性,结核抗体 IgM、IgG 均阴性,T-SPOT 阴性。

风湿免疫全套均正常。ANA 谱全部阴性。

其他检查:G 试验 <37.5pg/ml,GM 试验 0.16,24h 尿钙 18.16mmol/24h ↑,血钙 2.60mmol/L(2.00~2.60mmol/L)

尿崩症相关检查:①禁水前尿比重 1.005,尿渗透压 64mOsm/kg ↓;②禁水后尿比重 1.010,尿渗透压 148mOsm/kg ↓。

血气分析:pH 7.443,PCO_2 32.1mmHg,PO_2 83mmHg,BE -2mmol/L,HCO_3^- 21.9mmol/L,SPO_2 97%,FiO_2 21%。

支气管镜检查:右主支气管、中间支气管,中下叶、上叶前支黏膜呈结节样改变,左下叶支气管黏膜凹凸不平(图 4-4)。

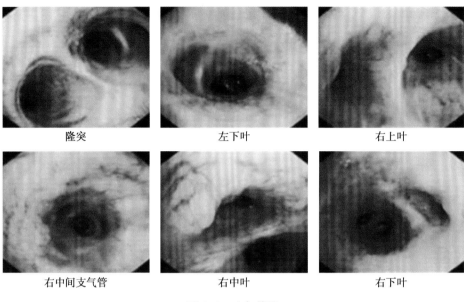

隆突	左下叶	右上叶
右中间支气管	右中叶	右下叶

图 4-4 支气管镜

BALF 抗酸染色阴性;BALF GM 试验 0.54 阴性;BALF 涂片未见细菌培养,正常咽喉杂菌,无真菌生长。

心脏彩超:二、三尖瓣及肺动脉瓣轻度反流。

浅表淋巴结彩超:双侧颈部、锁骨上窝、锁骨下、腋窝、腹股沟多发淋巴结肿大。

支气管镜活检病理:(右中间、右中下叶)肉芽肿性炎,抗酸染色(-),PAS(-)(图4-5)。

头部鞍区磁共振增强:垂体柄局部结节样增粗(图4-6)。

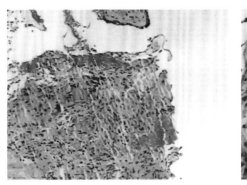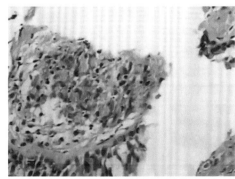

图 4-5 支气管镜活检病理

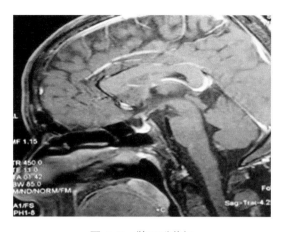

图 4-6 鞍区磁共振

三、临床分析

（一）临床特点回顾

1. 症状 气促,多饮多尿,头晕半年。

2. 体征 颈部和锁骨上淋巴结肿大。

3. 辅助检查 ①肺部 CT:双侧肺门及纵隔淋巴结肿大,伴肺内结节状,片状阴影;②支气管镜黏膜活检:非干酪坏死性肉芽肿性炎症,抗酸染色阴性;③血清 ACE 活性增高;④T-SPOT 和 PPD 皮试阴性;⑤BALF 中淋巴细胞 >10%;⑥24h 尿钙 18.16mmol/24h ↑;⑦脾脏多发结节和垂体结节增粗。

（二）诊断分析

总结该患者的病例特点,青年男性,慢性全身浅表及纵隔淋巴结肿大 17 个月,肺内多发小结节,活检为肉芽肿性炎症,脾脏多发结节,颅内垂体病变,考虑为肉芽肿性病变。本例以慢性肉芽肿性炎症为切入点进行分析,见诊断分析线路图(图 4-7)。

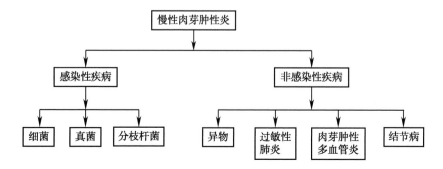

图 4-7 诊断分析线路图

1. 感染性疾病

（1）结核和非结核分枝杆菌

支持点：可以表现为慢性过程，肉芽肿性炎症，肺部CT可以为多形性改变，粟粒样结节和支气管镜可以出现肉芽肿改变，累及淋巴结、脾脏和颅脑，导致相应部位的结核。

不支持点：患者无结核中毒症状，如长程午后低热、盗汗、消瘦、乏力。实验室检查抗酸染色（-），PPD（-）T-SPOT（-），病理活检示非干酪坏死性肉芽肿。病变演变，未经抗结核治疗，患者淋巴结明显缩小，而肺内病变明显增多，不符合结核或非结核分枝杆菌的特点，可以排除。

（2）细菌：一般的普通细菌不会形成慢性的肉芽肿性炎症，但是有两种细菌除外，即奴卡菌和放线菌，这两种细菌表现极为相似，均为革兰氏染色阳性菌，并且可以导致肺部慢性化脓性感染和淋巴结的化脓性肉芽肿性炎症。

肺奴卡菌病是星形奴卡菌引起的肺部慢性感染。奴卡菌是革兰氏染色阳性、需氧性丝状细菌，其形态与以色列放线菌相似，但菌丝末端不呈现棍棒状膨胀，抗酸染色阳性，菌丝可缠绕成团，形成类似放线菌的颗粒。奴卡菌寄生于土壤和腐物中。经呼吸道或皮肤伤口侵入人体，引起局部感染，并可经血循环播散到淋巴结、脑、肾、脾等器官，形成化脓性肉芽肿性炎。临床表现与肺结核相类似，起病缓慢，有咳嗽、发热、乏力、盗汗、消瘦、胸痛、脓痰、咯血等症状，胸部X线检查显示结节状或片状炎性病变，可形成多发性小空洞，常伴有肺门淋巴结肿大，或并发胸膜炎、胸腔积液。磺胺类药物如磺胺嘧啶、磺胺甲基异恶唑和甲氧苄啶合用等是治疗奴卡菌病的首选药物。

放线菌是一类主要呈菌丝状生长和以孢子繁殖的陆生性较强大的原核生物。因在固体培养基上呈辐射状生长而得名，大多数有发达的分枝菌丝。由放线菌引起的慢性化脓性肉芽肿性疾病。病变好发于面颈部及胸腹部，以向周围组织扩展形成瘘管并排出带有硫磺样颗粒的脓液为特征。大剂量、长疗程的青霉素治疗对大多数病例有效，亦可选用四环素、红霉素、林可霉素及头孢菌素类抗生素；同时还需外科引流脓液及手术切除瘘管。此病无传染性，注意口腔卫生可预防本病。

不支持点：该患者虽然有肺部，淋巴结，垂体和脾脏的肉芽肿病变，但是肉芽肿内并无化脓性改变，临床症状无感染表现，如发热、咳脓痰、咯血等，体格检查无湿性啰音，实验室检查感染指标均在正常范围，肺部CT并无大片实变，空洞，液平等明确的化脓性感染征象，多次细菌培养阴性，故可以排除。

（3）真菌：真菌的慢性感染也会形成肉芽肿性炎症，感染人类的真菌中以曲霉菌，隐球菌，马尔尼菲蓝状菌，组织胞浆菌多见。

曲霉菌一般很少形成全身的播散，导致淋巴结、颅内和脾脏的病变，实验室检查 GM 试验阴性,真菌培养阴性,可以排除。

　　隐球菌可以感染宿主正常的患者,也可以全身播散。隐球菌肺炎为新型隐球菌感染引起的亚急性或慢性内脏真菌病。主要侵犯肺和中枢神经系统,但也可以侵犯骨骼、皮肤、黏膜和其他脏器。隐球菌肺炎是由隐球菌属中的新生隐球菌引起的一种亚急性或慢性深部真菌病。可侵犯人体的肺部,但以侵犯中枢神经系统最常见,约占隐球菌感染的 80%。青壮年多见,男多于女。肺部隐球菌感染的初期,多数患者可无症状。少数患者出现低热、轻咳,咳黏液痰,偶有胸膜炎症状。X 线表现为多形性,轻者仅表现为双肺下部纹理增加或孤立的结节状阴影,偶有空洞形成。急性间质性炎症可表现为弥漫性浸润或粟粒样病灶。需与肺结核、原发或转移性肺癌鉴别。该患者无感染表现,以上述不符可以排除。

　　马尔尼菲蓝状菌主要是侵犯单核吞噬细胞系统,即肺、肝、肠淋巴组织、淋巴结、脾、骨髓、肾和扁桃体等,以肺及肝最为严重。如果宿主免疫正常,则病变局限在肺部,由于病原主要由呼吸道入侵,因此原发症状主要在肺,临床表现似肺结核,极易误诊。也可无症状或者有症状而被潜在疾病掩盖。如果患者免疫缺陷,则可以全身播散,引起急性症状,主要累及肺、肝、浅淋巴结、扁桃体、皮肤、骨关节、消化道和脾等器官。其中尤以肺和肝受累最多且严重。可有典型症状,突然发病,高热,为不规则发热,持续时间较长。呼吸系统最常受累,表现为咳嗽、咳痰、咳血、胸痛、气紧,听诊呼吸音减弱,可闻及湿啰音,X 线片肺部炎症改变。皮肤损害是播散型马尔尼菲青霉病的临床特征,常成为播散型病例首先引起注意的体征。隆起于皮肤的丘疹中央发生坏死,坏死处凹陷呈脐窝状。皮损中容易查到马尔尼菲青霉,对临床诊断很有帮助。以上表现与该患者不符,可以排除。

　　2. 非感染性疾病

　　(1)异物性:指由异物(外科缝线、粉尘、滑石粉、木刺等)引起的肉芽肿。病变以异物为中心,周围有多量巨噬细胞、异物巨细胞、成纤维细胞和淋巴细胞等包绕,形成结节状病灶。该患者虽然有开挖掘机的个人史,但是这种粉尘一般会引起尘肺,而患者的 CT 表现不支持尘肺,可以排除。

　　(2)过敏性肺炎:本病也称外源性过敏性肺泡炎,是易感人群反复吸入各种具有抗原性的有机粉尘、低分子量化学物质,引起的一组弥漫性间质性肉芽肿性肺病。发病机制主要涉及Ⅲ型和Ⅳ型变态反应,组织学特征为肺泡炎和慢性间质性肺炎,伴干酪性肉芽肿,有时累及终末细支气管。

　　本病诊断要点:有吸入有机粉尘病史;发热,咳嗽,呼吸困难,两肺底部闻及捻发音;胸部 X 线呈磨玻璃样和微细颗粒状阴影,弥漫性网织或小结节影。但本病不累及肺外器官和淋巴结,该患者并没有有机粉尘吸入病史,可以排除。

　　(3)肉芽肿性多血管炎:亦称韦格纳肉芽肿,是一种坏死性肉芽肿的病变伴有血管炎,典型的表现为上呼吸道和下呼吸道受累,全身坏死性血管炎和肾小球肾炎的三联征。该患者没有上呼吸道和肾脏的病变,血管炎检查均阴性,可以排除。

（4）结节病:为病因不明的系统性肉芽肿性疾病,任何器官均可以受累,以肺脏和胸内淋巴结受累最常见。病理为非干酪样坏死性肉芽肿,多见于中青年人,女性高于男性。临床表现与受累的脏器有关,临床以隐匿的亚急性或慢性起病常见。结节病的分期如下（表4-1）。

表4-1　肺结节病的X线表现与分期

分期	胸部X线检查所见	占结节病患者的比率
0期	胸部X线检查无异常所见（可有肺外异常发现）	5%~10%
Ⅰ期	双侧肺门和/或纵隔淋巴结肿大,而肺部无异常	约50%
Ⅱ期	双侧肺门淋巴结肿大伴随实质浸润	约25%
Ⅲ期	肺实质浸润或肺纤维化,无肺门淋巴结肿大	约15%
Ⅳ期	广泛肺纤维化	约12%

结节病的诊断标准:临床及影像学表现符合结节病,病理为非干酪样坏死上皮细胞肉芽肿,除外其他肉芽肿性疾病。次要条件为FDG-PET-CT符合结节病,血清ACE升高,阳性率50%~80%,BALF淋巴细胞增多（铍中毒、结核、淋巴瘤、过敏性肺泡炎）、CD4/CD8增高,PPD皮试阴性,高钙血症或尿钙增多。该患者符合诊断标准,可以确诊。

四、进一步检查、诊治过程及随访

结节病的治疗原则:大部分患者可以自行缓解,因此病情稳定、无症状的患者不需要治疗。

下列情况需要进行治疗:累及眼、神经、肾脏或心脏的结节病;有症状的Ⅱ期（包括Ⅱ期）以上的结节病;肺功能进行性下降者;恶性高钙血症等。

全身糖皮质激素应用是治疗结节病的首选方法。最初剂量为30~60mg/d（0.5~1mg/kg）,2个月内逐渐减少至20mg/d,再于一个月内减少至15mg/d,并以此作为维持剂量治疗6~9个月。以后2~4周,减少2.5mg/d,总疗程一年或更长。该患者服用泼尼松2个月后复查,肺内病灶明显吸收。

五、最后诊断及诊断依据

（一）最后诊断

结节病

（二）诊断依据

1. 症状　气促,多饮多尿,头晕半年。

2. 体征　颈部和锁骨上淋巴结肿大。

3. 辅助检查　①肺部 CT：双侧肺门及纵隔淋巴结肿大，伴肺内结节状、片状阴影；②支气管镜黏膜活检：非干酪坏死性肉芽肿性炎症，抗酸染色阴性；③血清 ACE 活性增高；④T–SPOT 和 PPD 皮试阴性；⑤BALF 中淋巴细胞 >10%；⑥24h 尿钙 18.16mmol/24h ↑；⑦脾脏多发结节和垂体结节增粗。

六、MDT 专家点评

放射科：临床及影像学表现符合结节病，Ⅰ期和Ⅱ期结节病可以有对称性肺门纵隔淋巴结肿大，Ⅲ期结节病肺内出现结节和纤维化病变，纵隔淋巴结消失，Ⅳ期结节病出现蜂窝肺，并且结节病非常容易累及颅内垂体，导致尿崩症，该患者完全符合。

内分泌科：患者颅内垂体部位可以看到结节状增粗，临床表现为尿量明显增多，9 000ml/24h，表现为尿崩症，禁水试验支持尿崩症诊断，虽然还有一些检查没有完善，但是结合头颅影像学特征，考虑垂体增粗受累，与肺内病变为同一种疾病导致，用一元论解释，考虑结节病。

呼吸科：结节病为病因不明的系统性肉芽肿性疾病，任何器官均可以受累，结节病的诊断属于排他诊断，需要全面分析，排除可能引起肉芽肿的一系列疾病，如细菌、真菌、分枝杆菌、寄生虫感染、异物肉芽组织、过敏性非肺炎和肉芽肿性多血管炎也需要重点检查，需要注意的是能够引起垂体性尿崩症的非感染性疾病只有两个，一个是朗格罕细胞组织细胞增生症，另一个便是结节病。所以，根据患者特有的肺部和头颅影像学特征，结合病理学特点，最终可以做出正确的诊断。

七、经验与体会

1. 结节病是一种以隐匿的亚急性或慢性起病的系统性肉芽肿性疾病，任何器官均可以受累，以肺脏和胸内淋巴结受累最常见，病理为非干酪样坏死性肉芽肿。

2. 针对肉芽肿性疾病，应该想到能引起这种病理变化的所有的疾病，结合患者的症状、体征、实验室检查全面分析，逐一排除，做出正确的诊断。

（李　瑛）

病例 5　"橘子汁"的秘密

一、病史简介

（一）一般资料

65 岁男性，农民，湖南长沙人，2017 年 7 月 12 日入住我院呼吸 ICU。

（二）主诉

咳嗽咳痰 10 余年,气促 2 年,加重 13 天,胸痛 2 天,发热 1 天。

（三）现病史

患者于 2007 年开始出现反复咳嗽咳痰,2015 年出现呼吸困难,活动后明显,2016 年出现双下肢水肿,于 2016 年 12 月 1 日第 1 次入住我院,完善相关检查,诊断为:①慢性阻塞性肺疾病(急性加重期),慢性肺源性心脏病(失代偿期);②支气管肺炎,2017 年 6 月 30 日患者无明显诱因咳嗽、咳痰、气促症状加重,咳嗽次数增加、痰量增多,痰为黄色脓痰,量 30~40ml/d,2017 年 7 月 5 日就诊于某县中医院,并予以哌拉西林舒巴坦、甲泼尼龙琥珀酸钠、布地奈德＋异丙托溴铵、护肝,以及中药口服(2017 年 3 月 26 日、2017 年 5 月 30 日、2017 年 7 月 11 日共三次口服中药)等对症支持治疗后,患者咳嗽、咳痰减少,气促减轻,但 7 月 11 日出现右侧胸痛不适,7 月 12 日出现发热,体温 38.2℃,无畏寒、寒战。为求进一步诊治转入呼吸 ICU。患者自发病以来,精神、食欲、睡眠差,大小便正常,体重无明显下降。

（四）既往史

既往诊断"肺结核",20 年前患"乙型肝炎",自诉服药后好转,2 年前因胆囊结石在湖南省中医附一行"胆囊切除术",否认食物药物过敏史,否认毒物接触史。

（五）个人史

吸烟 30 年,1 包 /d。

（六）婚育史和家族史

无特殊。

二、入院检查

（一）体格检查

1. 体温 38.2℃,心率 95 次 /min,呼吸 25 次 /min,血压 142/96mmHg。

2. 神志清楚,口唇发绀,巩膜无黄染,浅表淋巴结未扪及肿大。

3. 桶状胸,胸骨无压痛;心率 95 次 /min,律齐,无杂音,$P_2 > A_2$;双侧胸廓对称,双肺叩诊过清音,双肺呼吸音低,双下肺可闻及少量湿性啰音;右上腹有压痛,无反跳痛,肝区叩击痛,双下肢无水肿。

（二）实验室检查

1. 血常规　WBC 8.2×10^9/L, Hb 146g/L, PLT 169×10^9/L,中性粒细胞百分比 73.8%。

2. 大便、尿常规　尿胆原(＋),酮体(＋＋＋),潜血(＋＋)。

3. 肝功能、肝病酶学、肾功能　TP 60g/L, ALB 36.3g/L, ALT 630.4IU/L, AST

351.1IU//L，TBIL 28.1μmol/L，DBIL 12.8μmol/L，TBA 22.4μmol/L，AKP 186.8IU/L，线粒体 AST 60IU/L，岩藻糖苷酶、五核苷酸酶（–）；肾功能（–）。

4. D- 二聚体 1.24mg/L；凝血酶原时间 12.2s；BNP 334.31pg/ml；LDH 434IU/L，CK-MK 29.8IU/L，CK、Mb、Tn Ⅰ 正常。

5. PCT 0.26ng/ml，ESR 20mm/h，CRP 32mg/L。

6. 血气分析 pH 7.37，PCO_2 57.00mmHg，PO_2 62.00mmHg，FiO_2 40%。

7. 肿瘤标志物 12 项、HIV 抗体、结核抗体、甲肝抗体、乙肝三对、丙肝抗原抗体、戊肝抗体、乙肝病毒 DNA 均未见异常。

8. 心电图　①窦性心律；②电轴重度右偏；③肺心病型。

9. 胸部 CT　双肺多发纤维条索结节影，少许斑片渗出病灶；肺气肿；双侧胸膜增厚、粘连（图 5-1）。

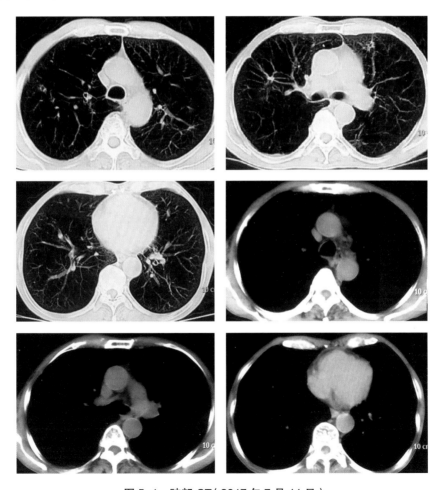

图 5-1　肺部 CT（2017 年 7 月 11 日）

10. 入院后病情变化 　入院后患者右侧胸痛、气促较前加重,咳金黄色水样痰,持续发热,呼吸衰竭迅速加重,改气管插管 + 有创呼吸机辅助通气;感染指标迅速升高:血常规示 WBC 19×10^9/L,中性粒细胞百分比 88.4%;PCT 5.27ng/ml;CRP 167mg/L;ESR 27mm/h;影像学快速进展(图 5-2);肝功能损害进一步加重(表 5-1);抗感染治疗方案由哌拉西林他唑巴坦升级为头孢噻利 + 利奈唑胺。俯卧位引流后,患者气管导管引流出大量稀薄金黄色液体,20min 内引流出约250ml(图 5-3);床旁支气管镜:右下叶较多黄色稀薄分泌物;支气管分泌物革兰氏染色(多次)可见革兰氏阳性球菌和革兰氏阴性杆菌;支气管分泌物、细菌培养、抗酸染色、真菌培养均多次阴性。

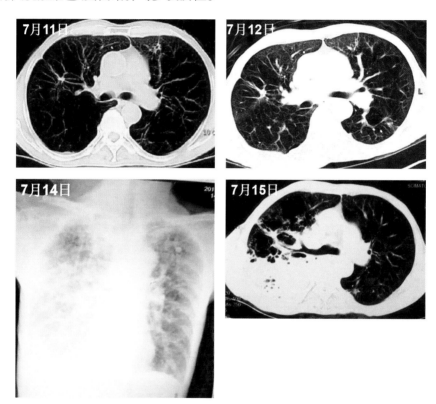

图 5-2　肺部影像学(2017 年 7 月 11 日~15 日)

表 5-1　肝功能损害情况

日期	TP (g/L)	ALB (g/L)	ALT (IU/L)	AST (IU/L)	AKP (IU/L)	TBIL (μmol/L)	DBIL (μmol/L)	TBA (μmol/L)
7 月 5 日	—	—	365	135	—	—	—	—
7 月 11 日	—	—	697	169	—	—	—	—

续表

日期	TP （g/L）	ALB （g/L）	ALT （IU/L）	AST （IU/L）	AKP （IU/L）	TBIL （μmol/L）	DBIL （μmol/L）	TBA （μmol/L）
7月12日	60	36.3	630.4	351.1	186.8	28.1	12.8	22.4
7月13日	60.3	34.3	605.2	340.4	—	135.2	67.6	245.4
7月14日	47.3	26.3	355.9	172.1	—	129.7	69.5	205
7月19日	41.4	24.9	310.3	134.3	—	118.5	66.5	92.7
7月20日	43.5	27	246.2	105.1	—	112.4	54.1	87.3
7月22日	46.6	29.5	205.5	90.4	156	98.4	50.1	10.3

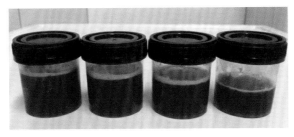

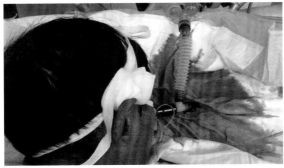

图 5-3 气道"橘子汁"分泌物

三、临床分析

（一）病例特点回顾

1. 老年男性，咳嗽咳痰 10 余年，气促 2 年，加重 13 天，胸痛 2 天，发热 1 天。

2. 既往史 肺结核、乙肝病史，有胆囊结石及胆囊手术史。

3. 体格检查 双肺呼吸音低，双下肺可闻及湿啰音，右上腹压痛，肝区叩击痛。

4. 辅助检查 肝功能异常，炎症指标不高，胸部 CT 示双肺多发纤维条索结节影，少许斑片渗出病灶；肺气肿；双侧胸膜增厚、粘连。

5. 影像检查 快速进展,肝功能损害进一步加重,快速出现呼吸衰竭并予以气管插管 + 有创呼吸机辅助通气。

6. 俯卧位引流后,患者气管导管引流出大量稀薄金黄色液体。

（二）诊断分析

总结患者的病例特点,患者存在慢性肺部基础疾病,在此基础上急性加重,呼吸衰竭。①重症肺炎;②脓毒症;③慢性阻塞性肺疾病急性加重期;④慢性肺源性心脏病失代偿期,Ⅱ型呼吸衰竭;⑤肝功能异常查因。

但以上诊断均不能解释患者大量的稀薄金黄色支气管分泌物,以此为切入点进行诊断分析（图 5-4）。

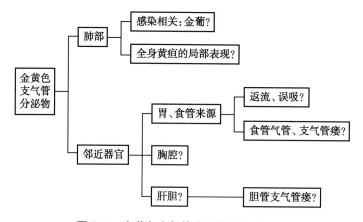

图 5-4 金黄色支气管分泌物分析流程图

1. 金黄色葡萄球菌肺炎 最常见引起金黄色支气管分泌物的感染为金黄色葡萄球菌肺炎,该患者存在肺部基础疾病(慢性阻塞性肺疾病),起病急骤,有高热、胸痛、脓性痰且呈金黄色,病情迅速加重出现呼吸衰竭,实验室检查示 WBC 明显增高、中性粒细胞百分比增加、PCT、CRP、ESR 均快速升高,影像学呈渗出性病变且快速进展,以上特点均支持该疾病诊断。但是患者的支气管分泌物稀薄,呈水样,与常见支气管分泌物性状不相符,且予以广谱抗感染及抗革兰氏阳性球菌感染治疗后病情控制不明显,用单纯金葡菌性肺炎不能解释全病程。

2. 黄疸 患者出现严重黄疸时可以出现皮肤、巩膜等组织的黄染、瘙痒,黄疸加深时,尿、痰、泪及汗液也被黄染,唾液一般不变色。该患者存在明显的 TBIL 升高,DBIL、IBIL 均升高,但单纯的黄疸仅能解释分泌物呈金黄色,不能解释支气管大量的稀薄分泌物的产生。

3. 来源于邻近器官

（1）胃食管来源

1）误吸:金黄色支气管分泌物可以为患者胃食管反流误吸进气道引起,但不支持点包括患者在出现大量金黄色支气管分泌物前已留置胃管 >24h、无误吸史、胸片及肺部 CT 示分泌物仅局限于右肺、胆汁经胃酸混合后应呈绿色、支气管分泌物中未见食物残渣。

2）食管气管、支气管瘘：不支持点包括患者既往无进食后呛咳病史、胆汁经胃酸混合后应呈绿色、支气管分泌物中未见食物残渣，下一步可以通过支气管镜、胃镜进行排除。

（2）胸腔：患者住院过程中复查胸部影像发现右侧出现少量胸腔积液，量少，和右肺渗出病灶面积不平行，且不能解释颜色为金黄色，可进一步完善胸腔穿刺及胸腔积液相关检查。

（3）肝胆：患者有胆囊结石及胆囊手术史，起病有右侧胸痛、肝区叩痛、发热、黄疸，支气管分泌物为金黄色，呈胆红素颜色一致，且病变聚集在右下肺。

综合以上因素考虑胆管支气管瘘、胆汁性肺炎可能性大，还需进一步检查明确病因。

四、进一步检查、诊治过程及随访

（一）进一步完善

1. 胸腔积液常规　乳白色，浑浊，有凝块，白细胞（＋），红细胞（＋＋＋），多核细胞 80%，单核细胞 20%。

2. 胸腔积液生化检查　TP 22.3g/L，ALB 14.8g/L，LDH 249IU/L；支气管分泌物 pH 8~9；支气管分泌物涂片偶见颗粒状黄色结晶，并将此分泌物做胆红素干化学试验示阳性，考虑此结晶为胆红素颗粒状结晶；支气管分泌物培养（7月24日）：洋葱伯克霍尔德菌，鲍曼不动杆菌（药敏：替加环素中介，余耐药）；血、胸腔积液、支气管分泌物结果如下（表 5-2）；肝胆 CT+ 增强（图 5-5）：肝脾胰腺、双肾形态正常，未见明显异常密度及异常强化灶，胆囊未显示，胆囊区见不规则金属密度影，未见腹水征。

表 5-2　不同体液指标所示的肝功能

肝功能	血 （7月20日）	胸腔积液 （7月20日）	支气管分泌物 （7月21日）
ALB（g/L）	27	14.8	28.9
TBIL（μmol/L）	112.4	65.6	97.7
DBIL（μmol/L）	54.1	29.4	39.3
TBA（μmol/L）	87.3	25.8	67.1
ALT（IU/L）	246.2	123.6	199.6
AST（IU/L）	105.1	77.5	203

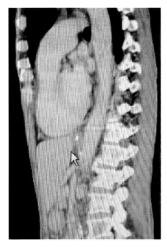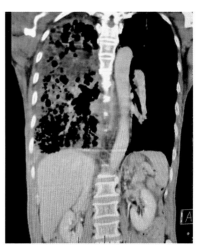

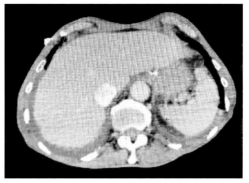

图 5-5　肝胆 CT+ 增强（7 月 20 日）

（二）治疗过程

抗生素调整为美罗培南 1g，8h/ 次，替加环素 100mg，12h/ 次；加用卡泊芬净抗真菌治疗；抬高床头大于 45°；生长抑素持续泵入；硫酸镁口服。患者在机械通气情况下，氧合指数持续下降（FiO_2 100%，PO_2 60mmHg），考虑行 ERCP。由于风险极大，收益可能小，未行 ERCP；由于患者氧合指数继续下降，PO_2 56mmHg，PCO_2 65mmHg，FiO_2 100%，SPO_2 在 88%~90% 波动，患者家属要求放弃治疗出院。

五、最后诊断及诊断依据

（一）最后主要诊断

1. 胆管支气管瘘

2. 胆汁性肺炎

（二）诊断依据

患者既往有胆囊结石及胆囊手术史，起病有右侧胸痛、肝区叩痛、发热、黄疸，支气管分泌物为金黄色稀薄分泌物,肺部影像学提示渗出性病变集中在右下肺为主,支气管分泌物 pH 呈碱性;支气管分泌物涂片可见胆红素颗粒状结晶;支气管分泌物中胆红素明显升高。结合以上结果考虑胆管支气管瘘、胆汁性肺炎诊断基本成立。

六、MDT 专家点评

(一)肝胆外科

胆管支气管瘘是一种临床少见疾病,其基本特征是由于胚胎发育因素及后天肿瘤、创伤及感染等因素造成胆管与支气管之间产生异常通道,随之出现大量胆汁经呼吸道咳出体外,继而出现咳胆汁样痰、感染、严重的水电解质紊乱等临床表现[1]。先天性胆管支气管瘘更为少见,常在婴儿期发病,病死率极高,是由于肺芽和肝脏胚芽结合点异常发育在肝左叶所致。获得性胆管支气管瘘的病因是多方面的,包括肝脓肿、膈下脓肿引起的局部感染因素;肝内、外胆道结石或肿瘤导致的梗阻因素;近膈处肝脏、胆道的肿瘤侵袭因素;胸腹创伤及医源性损伤等[2-3]。还见于蛔虫病、梅毒、霍奇金病、结核病、肝脏子宫内膜异位症等少见病因[2-3]。该患者诊断明确,但需进一步补充病史:是否有反复的胆道结石病史?胆囊还是胆道手术及术式?因患者影像学上并无明显提示,目前形成瘘的原因不明,结合患者病史考虑多为肝内胆管结石。患者反复感染形成肝脓肿,最后穿透膈肌,形成瘘管。胆管支气管瘘治疗上的要点是引流,如果胆管远端无梗阻,胆汁则不会往肺内引流,向上引流会加重肺部感染,因此向下引流是关键[1-3]。方法有包括 ERCP、手术、PTCD,但患者基础条件差,无以上治疗机会,因此预后差。

(二)消化内科

胆管支气管瘘的典型症状是咳胆汁样痰,常为黄绿色或浅黄色,味苦,一般 100~200ml/d,最大量可达 1 000ml/d。还常表现出原发病及继发支气管肺炎的症状和体征,如发热、寒战、轻到中度黄疸、刺激性咳嗽、呼吸困难、右上腹痛、胸痛等,但都不具有特异性。由于胆汁丢失,患者有消化不良及引发的营养障碍,咳痰量较大者还伴有明显的等渗性缺水、低钾血症及代谢性酸中毒。

该病例总结分为两个阶段:①慢性阻塞性肺疾病急性加重、发热、胸痛、肝功能损害,该阶段无线索可明确提示胆管支气管瘘,肝功能损害可能原因很多,但肝炎、自身免疫性肝炎、药物性肝损伤均依据不足,需要想到肝脓肿、胆道疾病可能;需早期完善肝脏 CT,可诊断并定位肝脓肿、胆管结石等原发病,间接发现膈下积液积气、肝内积气、支气管扩张、肺膨胀不全或胸腔积液,但很难直接发现瘘管;该患者后期完善肝胆 CT 未见明显异常,可能与微小脓肿溃破后压力减低,难以在 CT 上显示。②感染加重,出现大量金黄色水样痰阶段,该阶段需找寻这些分泌物的来源,肺部(性质不应为水样)?胸腔(应合并气胸)?分泌物的味道(可为苦味)?胆道(完善相关胆汁检查)?该患者完善了支气管分泌物相关检查,找到了胆红素升高的表现,尤其是找到了胆红素颗粒,该依据可明确诊断,支气管镜检查通常难以发现胆管支气管瘘的肺内瘘口,可留取分泌物检测胆红素以协助诊断。

该患者瘘的原因不明确,但可能与肝脓肿相关,因早期存在肝区叩痛,且后期 CT 无明显病变,若需进一步确诊,可完善:①PTCD 可发现肺部有胆汁或造影剂溢出;②ERCP 示瘘道贯通关系明显,而且能识别远端胆道梗阻;③对比增强磁共振胆管造影不仅可以显示胆道解剖,也提供生理或病理的胆汁流动功能信息,较常规磁共振胰胆管造影的诊断优势更为明显[1-3]。其中最重要的检查为 ERCP 及 PTCD,两者在诊断同时还有治疗作用,且 PTCD 确诊率更高,对患者心肺功能要求也相对较低,该患者早期可考虑该手段。治疗上原则为"下疏上堵",下疏后,上端可能自行愈合;治疗原发病;治疗肺部感染等并发症。

(三)呼吸内科

该病为罕见病例,该例患者此次起病为慢性阻塞性肺疾病急性加重期,加重原因可能为肺外因素导致,所以起病以来常规的抗感染、解痉、化痰、激素等治疗无效,后期胆管支气管瘘口破裂,导致原有肺部基础疾病上合并胆汁性肺炎,诱发感染进一步加重,并导致呼吸衰竭。该病例诊断思路中最关键的一点在于不同寻常的稀薄的金黄色支气管分泌物,与寻常感染相关性支气管分泌物完全不同,提醒我们需考虑其他非常见疾病,确诊的关键在于支气管分泌物的化验提示为胆汁成分。由于患者基础肺功能差,呼吸衰竭明显,失去了外科手术干预的机会,导致预后极差。

七、经验与体会

1. 胆管支气管瘘是一种临床少见疾病,患者此次起病已有肝功能损害,一直未查明原因,患者出现右侧胸痛、肝区叩痛时仍未予以足够重视,多次会诊均未考虑到感染以外的病因;临床上若出现特征性的稀薄橘红色、金黄色、淡黄色或黄绿色痰液,需考虑到该疾病可能[1-3]。

2. 一旦考虑诊断为胆管支气管瘘,治疗原则为"下疏上堵",该患者未早期意识到该诊断的可能,翻身引流导致胆汁性肺炎的扩散加重;患者肺部基础情况差,快速呼吸衰竭,继发感染重,失去 ERCP、PTCD 及手术治疗机会[4]。

(邓彭博)

参考文献

[1] CHUA HK, ALLEN MS, DESHAMPS C, et al. Bronchobiliary fistula: principles of management. Ann Thorac Surg, 2000, 70(4): 1392-1394.

[2] TOCCI A, MAZZONI G, MICCINI M, et al. Treatment of hydatid bronchobiliary fistulas: 30 years of experience. Liver Int, 2007, 27(2): 209-214.

[3] LIAO GQ, WANG H, ZHU GY, et al. Management of acquired bronchobiliary fistula: A

systematic literature review of 68 cases published in 30 years. World J Gastroenterol, 2011, 17 (33): 3842–3849.

[4] MATSUMOTO T, OTSUKA K, KAIHARA S, et al. Biliary pneumonia due to the presence of a bronchobiliary fistula. Intern Med, 2017, 56 (11): 1451–1452.

病例 6 "难治性肺炎"的真相

一、病史简介

（一）一般资料
女性, 43 岁, 湖南省衡阳市, 2017 年 4 月 20 日入住我院呼吸科。

（二）主诉
咳嗽、咳痰 8 个月, 呼吸困难 1 月余。

（三）现病史
患者于 2016 年 8 月无明显诱因出现阵发性咳嗽, 咳黄色浓痰, 量不多, 无发热、盗汗、胸闷气促。自购消炎药后症状有所改善。2017 年 1 月受凉后咳嗽咳痰症状加重, 为白色泡沫, 量较多, 约 750ml/d, 偶有痰中带血丝, 间歇发热, 体温最高 38.5℃, 无畏寒和寒战。当地医院给予哌拉西林舒巴坦及左氧氟沙星抗感染治疗 7 天, 患者发热、咯血症状好转, 但咳嗽咳痰症状无好转。2017 年 3 月咳嗽、咳痰明显加重, 咳黄色泡沫痰, 量约 1 500ml/d。外院予以四联抗结核治疗 15 天无明显好转。此后出现呼吸困难, 并逐渐加重, 有口唇发绀。急诊科考虑细菌合并真菌感染, 予以拉氧头孢及氟康唑治疗 6 天。患者呼吸困难无好转。起病以来, 大小便正常, 体重近 1 个月下降 3kg。

（四）既往史
平时体健, 无乙型肝炎病史, 无艾滋病病史及密切接触史, 无结核病病史及密切接触史。2014 年 12 月因"宫颈癌"行"子宫卵巢淋巴结清扫术", 无药物过敏。

（五）个人史
无特殊。

二、入院检查

（一）体格检查
1. 体温 36.2℃, 心率 112 次 /min, 呼吸 36 次 /min, 血压 109/70mmHg。

2. 慢性病容, 端坐呼吸, 浅表淋巴结未扪及肿大。

3. 心腹查体无异常, 未见杵状指 / 趾。

4. 气管位置居中。呼吸运动双侧对称, 双肺呼吸音粗, 双下肺可闻及少量湿啰音。

（二）实验室检查

1. 血常规　WBC 11.9×10⁹/L，PLT 385×10⁹/L，中性粒细胞百分比 66.1%，淋巴细胞百分比 18.5%。

2. 大小便常规 +OB　阴性。

3. 肝肾功能　ALT 35IU/L，Cr 68μmol/L。

4. D- 二聚体　0.89mg/L，ESR 120mm/h，T-SPOT 阳性（A：6，B：0）。

5. PCT 全定量　0.05ng/ml。

6. 梅毒、HIV、支原体、病毒性肝炎、病毒及寄生虫相关病原体检测均为阴性，结核抗体（−），PPD 皮试（−），T-SPOT 阴性。

7. 肺癌五项　非小细胞肺癌抗原 21-1 4.31ng/ml，细胞角蛋白 19 8.73mIU/ml，神经元特异性烯醇化酶、鳞状细胞癌抗原、癌胚抗原正常。

8. 痰革兰氏染色　大量革兰氏阳性细菌，较多革兰氏阴性细菌。

9. 床旁彩超　双侧胸腔积液，均不宜穿刺定位。

10. 肺部 CT（2017 年 4 月 26 日）　双肺弥漫性结节，部分伴空洞，双下肺及右上肺实变：真菌感染可能性大，请结合临床，建议治疗后复查。纵隔内多发增大淋巴结，左侧胸腔少量积液，心包少量积液（图 6-1）。

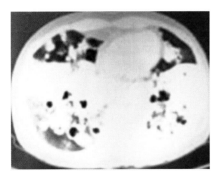
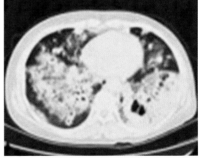
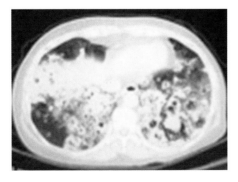

图 6-1　肺部 CT

三、临床分析

（一）病例特点回顾

1. 中年女性,慢性病程。

2. 咳嗽、咳痰 8 个月,咳大量泡沫痰。

3. 双下肺可闻及少量湿啰音。

4. 血常规 WBC、PCT 轻度升高。

5. 肺部影像学表现为多发实变、结节、囊腔。

6. 抗细菌、抗真菌及抗结核治疗病变进展。

（二）诊断分析

患者的病例特点提示其为慢性病程,病变仅仅局限于肺部,感染指标无明显升高,抗感染治疗均效果欠佳(图 6-2)。我们需要鉴别感染性和非感染性疾病。

1. 感染性疾病　首先各项检查基本排除了继发性肺部感染性病变,如脓毒症和邻近器官感染。若为原发肺部感染,抗感染治疗效果欠佳需要考虑以下几个问题:抗生素使用是否违反原则,疗程是否足够,血药浓度是否达到,细菌有无耐药等;还需要考虑特殊病原体,如非结核分枝杆菌感染,但目前依据不足。

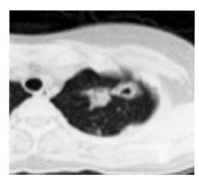
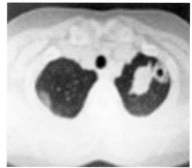
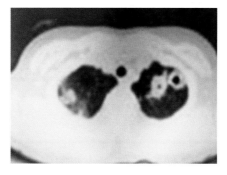

图 6-2　治疗前后(分别为抗结核及抗真菌治疗)

2. 非感染性疾病　从影像学上入手可分为 3 类[1]，该患者以肺实质受累为主，抗感染治疗后体温正常，结合病程长、血管炎指标阴性、结缔组织指标等均为阴性，我们考虑是否是恶性肿瘤，需继续完善肿瘤标志物、支气管镜等检查，必要时在患者能耐受的情况下经皮肺穿刺活检。

（1）隐源性机化性肺炎：患者临床表现为咳嗽、呼吸困难，抗感染治疗效果欠佳，可伴有体重持续降低、乏力等。影像学为双侧或单侧的实变影，亦可表现为结节影。接近半数病变沿胸膜下或支气管周围分布，磨玻璃可表现为反晕征。

支持点：慢性病程，咳嗽咳痰为主，影像学有肺部实变、结节、磨玻璃影。抗感染治疗过程中仍有病变进展。

不支持点：患者病变广泛，咳嗽咳大量泡沫痰，肿瘤标志物阳性，纵隔淋巴结肿大。病变无游走倾向，且分布上胸膜下基本没有病变。

（2）继发性血管炎：ANCA 相关性血管炎多见，包括肉芽肿性多血管炎、EGPA 及显微镜下多血管炎。血管炎的临床表现主要为多系统损害，呼吸道症状有咳嗽、气促、咯血为主要表现。影像学一般为双肺弥漫性病变。

不支持点：大量泡沫痰，多次复查 ANCA 为阴性，且肺部 CT 有实变，纵隔淋巴结肿大。

（3）肺癌：是目前发病率和死亡率增长最快的恶性肿瘤之一。好发于中老年吸烟男性，但近年非吸烟女性较前发病明显增加。肺炎型肺癌分为中央型、周围型及弥漫型。细支气管肺泡癌属于分化好的周围型肺癌，起源于肺泡上皮细胞，沿肺泡间隔向远端发展。好发于女性，占原发性肿瘤的 1.5%~6.5%。肺炎型肺癌是周围型肺癌的一种特殊表现形式，多见于腺癌，是浸润性黏液腺癌的常见形式，临床表现无特异性，影像学表现缺乏常见的肿块征像，而是一种炎性反应型或实变型肺癌的影像描述形式。发生于任何年龄段、男女发病率相似、常见于非吸烟者[2,3]。

四、进一步检查、诊治过程及随访

（一）进一步完善

支气管镜检查提示双侧支气管腔通畅，未见新生物。可见泡沫样分泌物。继续完善肺部 CT 引导下穿刺病理结果：(肺部) 高 - 中分化腺癌；免疫组化结果：Napsin A（-），Ki67（50%），TTF（-），MUC5AC（+），CA12-5（-），EML-ALK（-），GATA3（-）；分子病理结果：*EGFR* 基因 18、19、20、21 号外显子序列无突变。

（二）治疗及随访

治疗经过：入院后分别予以哌拉西林他唑巴坦、左氧氟沙星、亚胺培南西司他丁钠，联合伏立康唑抗真菌治疗。患者痰量由 1 600ml/d 增至 2 200ml/d，咳嗽仍无明显好转。复查肺部 CT（2017 年 4 月 26 日）部分病变新见空洞形成，右下肺病变较前增大。患者抗感染治疗后仍有呼吸困难、咳嗽咳痰，不能平卧。同时氧合在高流量 10L/min 给氧条件下能维持血氧饱和度 90%,评估难以耐受化疗,靶向药物效果欠佳。家属要求放弃治疗出院。

五、最后诊断及诊断依据

(一)最后诊断

1. 支气管肺癌(高 – 中分化腺癌,双侧胸膜、纵隔淋巴结转移,$T_4N_2M_{1a}$ IV_A 期,*EGFR*、*ALK–EML4* 阴性)

2. I 型呼吸衰竭

3. 手术后状态

(二)诊断依据

中年女性,病程 8 个月,咳大量泡沫痰;双下肺可闻及少量湿啰音;血常规白细胞、PCT 轻度升高;肺部影像学表现为多发实变、结节、囊腔;抗细菌、抗真菌及抗结核治疗病变进展。CT 引导下穿刺病理结果:(肺部)高 – 中分化腺癌。

六、MDT 专家点评

(一)放射科

肺炎型肺癌影像学特点:病变广泛,累及两肺多个肺叶,以肺下叶为主;实变区密度较低,增强后无明显强化;实变区可见支气管充气征,支气管僵直、管腔狭窄;实变区周围或远离实变区见磨玻璃影;病变后期常为多形式病灶混合,包括实变、磨玻璃、多发结节及囊腔。

如何判断是肿瘤还是非肿瘤性? 哪些地方可以看出肺癌? 急进性大量黏液痰、弥漫型病变支持肺癌。其次支气管征象与肿瘤病变之间的关系非常重要。弥漫性病变中有很多小结节,中间有空洞,和结节相连的支气管有截断征,尤其在中肺的结节中比较明显。炎性结节不会导致支气管的截断。骨窗判断有无骨质破坏。同时要在病理学改变的基础之上来理解影像学的变化(图 6-3)。转移性病变多和支气管无关,同时很少形成空洞,只有子宫内膜癌及卵巢癌多见。鳞癌一般不发生肺内转移。该患者既往有宫颈癌病史,因此不考虑癌症复发导致的肺转移。

(二)感染科

对于这样一个患者,我们感染科及基层医院医生最主要是识别感染还是非感染性疾病。应该从以下三方面来考虑:定性、定位、定因。定性中病史很重要,是长程还是短程。八个月的病程感染性疾病不能排除,但可以排除病毒、细菌感染。其他病原体中要考虑结核、非结核分枝杆菌培养。真菌感染也是要高度怀疑,不典型病原体一般需要组织培养才能确诊。寄生虫感染中湖南地区最常见的是肺吸虫及钩体病,均不符合。因此当能够排除这些非感染性疾病后,我们应该及时邀请专科医生会诊,辅助诊断。此患者病变定位在肺部。

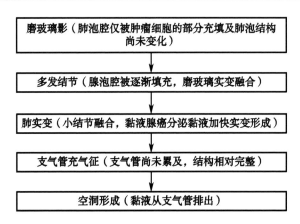

图 6-3 浸润型黏液腺癌的影像学基础

（三）病理科

肺炎型肺癌的病理基础为细支气管肺泡癌,但是这种分类在目前肺癌的国际分类中已经取消。目前归为以下三种类型[4]:原位腺癌、微浸润腺癌和浸润型腺癌。此病例的最终病理诊断为浸润型黏液腺癌,属于浸润型腺癌的变异型。众所周知腺癌细胞都是来源于Ⅱ型肺泡上皮细胞,而该腺癌部分来源于终末细支气管的杯状细胞,因此可以产生大量的黏液,临床较为少见。此外病理中Napsin A 和 TTF 两个肺癌特异性免疫标记物均为阴性。分子遗传学标记的特点是 K-RAS 突变比例占 75% 以上,而 *EGFR* 突变仅占 5%。以上都是浸润型黏液腺癌的特点。

七、经验与体会

1. 肺炎型肺癌是一种临床上少见的肺癌表现形式,其在临床表现上有上千毫升大量的泡沫痰,以及影像学上实变区周围或远离实变区见磨玻璃影;病变后期常为多形式病灶混合,包括实变、磨玻璃、多发结节及囊腔。确诊需要尽早行肺部穿刺活检。切勿待病情加重后丧失诊断机会。

2. 临床上遇到该类肺部病变,需从感染性和非感染性疾病来综合考虑,思路不能仅仅局限于感染,同时要从解剖及病理的角度上寻求真相。

（安 健）

参考文献

［1］ 发热伴肺部阴影鉴别诊断专家共识组 . 发热伴肺部阴影鉴别诊断专家共识 . 中华结核和呼吸杂志, 2016, 39（3）: 169-176.

［2］ WISLEZ M, MASSIANIM, MILLERON B, et al. Clinical characteristics of pneumonic-type adenocarcinoma of the lung. Chest, 2003, 6 (6) : 1868–1877.

[3] 周庆华, 徐金富. 肺炎型肺癌 1 例报道并文献复习. 国际呼吸杂志, 2015, 35 (24) : 1864–1868.

[4] TRAVIS WD, BRAMBILLA E, NOGUCHI M, et al. International Association for Study of Lung Cancer/American Thoracic Society/European Respiratory Society : international multidisciplinary classification of lung adenocarcinoma : executive summary. Proc Am Thorac Soc, 2011, 8 (5) : 381–385.

病例 7 发热、腹痛、黑便之谜

一、病史简介

（一）一般资料

许某, 男性, 24 岁, 退伍军人, 于 2016 年 9 月 18 日入院。

（二）主诉

间断腹痛、发热 3 月余, 黑便 1 月余。

（三）现病史

患者 2016 年 6 月中旬剧烈运动后出现右上腹部持续性隐痛, 无放射痛, 与体位无关, 偶有发热, 具体体温不详; 7 月初患者腹痛加剧, 至当地医院就诊, 行上腹部 CT 提示 "肝囊肿破裂出血", 于 7 月 11 日行 "选择性腹腔动脉造影 + 选择性肝动脉栓塞 + 肝动脉硬化栓塞术", 术后予以抗感染、止血等对症支持治疗, 病情好转后于 7 月 19 日出院。

7 月 22 日, 患者无明显诱因再次出现腹痛, 主要为左上腹持续性钝痛, 伴左肩部放射痛, 发热, 再次就诊于当地医院, 行上腹部 CT 提示 "脾脏血管瘤较前增大、脾脏及肝包膜下积液", 于 7 月 25 日行 "选择性腹腔动脉造影 + 选择性脾动脉栓塞", 术后予以抗感染等对症支持治疗, 病情好转后, 于 8 月 3 日出院。

8 月 13 日, 患者再次出现腹痛, 以左侧腹部为主, 伴左肩部放射痛, 再次就诊于当地医院, 行腹部彩超提示 "脾肾隐窝及脾周积液", 诊断考虑 "脾脏血管破裂出血", 于 8 月 15 日行 "脾切除术", 术后患者出现发热, 体温最高 39.1℃, 伴咳嗽, 每天解 1 次黑色成形大便, 量不详, 无恶心呕吐、畏寒、胸闷等不适, 予以抗感染、止血等对症支持治疗后症状缓解, 于 8 月 28 日出院。

8 月 29 日, 患者出现畏寒发热、胸闷胸痛、黑便等症状, 再次就诊于当地医院, 诊断为 "急性心包炎、心肌炎", 予以抗感染、营养心肌等对症支持治疗后, 胸闷胸痛症状缓解, 体温恢复正常; 9 月 9 日, 患者出现解柏油样大便, 量约 300ml, 伴头晕、心悸, 予以抑酸、止血、扩容等对症支持治疗后, 仍持续解黑便, 量较多,于9月10日行"介入栓塞止血"后,未再解黑便;9月14日,患者再次出现持续发热,最高39.5℃,伴咳嗽,无咳痰,无腹痛腹胀、恶心呕吐等不适,为求进一步诊治就诊于我院,急诊拟"消化道出血"收住消化内科。

患者自起病以来,精神睡眠差,食欲差,小便正常,大便如前所述,体重下降约10kg。

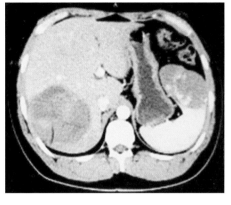

图7-1 上腹部CT(2016年7月7日)

（四）辅助检查

1. 2016年7月7日上腹部CT 考虑肝右叶囊肿伴多发出血,肿瘤待排;肝左叶内段肝血管瘤,脾脏血管瘤(图7-1)。

2. 2016年7月25日上腹部CT 考虑肝右叶囊肿破裂出血,肿瘤待排,肝左叶内侧段血管瘤并介入术后表现,考虑脾脏血管瘤,腹腔积液、积血,扫及右侧胸腔少量积液(图7-2、图7-3)。

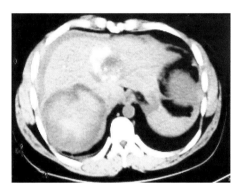

图7-2 上腹部CT平扫(2016年7月25日)

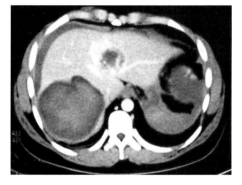

图7-3 上腹部CT增强(2016年7月25日)

3. 2016年8月02日上腹部CT 肝右叶囊性病变合并出血;肝左叶内侧段和脾脏血管瘤介入术后(图7-4、图7-5)。

4. 2016年8月14日腹部彩超 考虑肝右叶囊性病灶合并实性病变,肝右叶血管瘤并液化?脾肾隐窝稍高回声团,脾周积液。

5. 2016年8月28日胸腹CT 心包积液,肝右叶占位性病变(图7-6,图7-7)。

6. 2016年9月9日胃镜 ①胃潴留;②慢性非萎缩性胃炎。

7. 2016年9月10日肠镜 ①消化道出血:小肠出血?②所见回肠末端、结肠、直肠黏膜未见器质性病变。

8. 骨髓穿刺 增生骨髓象。

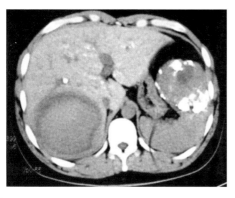

图 7-4　上腹部 CT 平扫（2016 年 8 月 2 日）

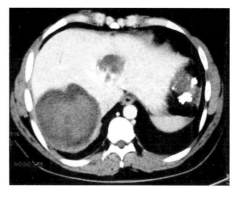

图 7-5　上腹部 CT 增强（2016 年 8 月 2 日）

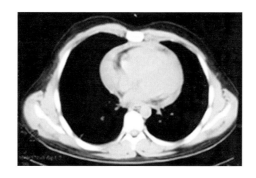

图 7-6　胸腹部 CT（2016 年 8 月 28 日），胸部纵隔窗，提示心包积液

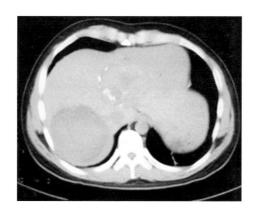

图 7-7　腹部 CT（2016 年 8 月 28 日），提示肝占位

二、入院检查

（一）体格检查

1. 体温 38.3℃，心率 118 次 /min，呼吸 20 次 /min，血压 96/58mmHg。

2. 贫血貌,全身浅表淋巴结未及肿大;腹部平坦,左侧腹部可见长约 14cm 手术瘢痕,未见胃肠型,未见蠕动波,腹壁静脉未见明显曲张;腹软,腹部无明显压痛,无明显反跳痛;肠鸣音 3 次 /min,余无特殊。

（二）实验室检查

1. 血常规 WBC 9.1×10^9/L,Hb 69g/L,PLT 471×10^9/L,中性粒细胞百分比 71.6%,红细胞压积 21.5%。

2. CRP 53.30mg/L,ESR 9mm/h,PCT 正常。

3. AKP 163.6IU/L,GGT 77.1IU/L,CHE 2 731.1IU/L。

4. 肝炎全套、戊肝全套正常;病毒全套、寄生虫全套、呼吸道九联检及输血前四项正常。

5. 血管炎三项抗 GBM 抗体 50.96IU/ml,抗 MPO 抗体 23.1IU/ml,PR3 35.68IU/ml;免疫全套:免疫球蛋白 M 514mg/L,余正常;狼疮全套、ANA 谱、ANCA 及自身免疫性肝炎全套正常。

6. 抗人球蛋白试验及溶血性贫血全套正常。

7. 结核抗体 IgG 阳性;PPD 皮试及 T-SPOT 阴性。

8. 两次血培养(需氧 + 厌氧)均为阴性。

9. 2016 年 9 月 21 日腹部超声 ①大网膜增厚、大网膜多发实质性结节,性质待定;②肝多发结节,考虑血管瘤;副脾;③腹腔积液;④双侧胸腔积液。

10. 2016 年 9 月 26 日全身骨扫描 ①右侧顶骨和额颞部骨质代谢增高区,性质待定,请结合临床;②右腕关节和右膝关节骨质代谢增高,良性改变可能性大。

（三）入院后病情变化及进一步检查

1. 病情变化及治疗 入院后先后予以头孢他啶、莫西沙星、美罗培南、头孢吡肟抗感染,同时予以止血、输血、抑酸护胃、护肝、纠正水电解质紊乱及营养等对症支持治疗,患者仍间断解鲜红色血便,量 150~300ml/ 次。

2. 进一步检查 2016 年 10 月 5 日行 DSA 示空肠起始段出血,立即行介入栓塞术,术后患者仍间断解鲜血便,70~200ml/ 次,2~3 次 /d。

三、临床分析

（一）病例特点回顾

1. 24 岁男性,病程 3 月余。

2. 间断发热、腹痛、黑便。

3. 中性粒细胞百分比、CRP 高,PCT 正常,病原学阴性。

4. ESR、CRP 偏高,风湿免疫相关检查未见明显异常。

5. 肝、脾、大网膜病变,胃肠镜未见明显病变,DSA 示空肠起始段出血。

6. 抗人球蛋白试验、溶血性贫血全套及骨髓检查未见异常。

7. 血红蛋白在短期内明显下降,便血量与血红蛋白水平相对不符,无其余部位出血症状;短期内体重快速下降。

8. 抗感染治疗及多次介入栓塞治疗后仍解血便。

（二）诊断分析

1. 消化道出血定位分析　患者间断腹痛、鲜血便,无呕血症状,外院胃肠镜未见明显异常,DSA示空肠起始段出血,综上诊断为小肠出血。

2. 小肠出血定性分析（图 7-8）

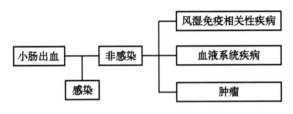

图 7-8　诊断流程图

（1）感染性疾病:高热、畏寒、腹痛、黑便,中性粒细胞百分比偏高,多部位病变,抗感染治疗后体温下降;但 PCT 正常,病原学相关检查阴性,抗感染治疗后仍有间断便血,故诊断依据不足。

（2）非感染性疾病

1）风湿免疫相关性疾病:患者发热、腹痛、解血便,CRP 升高,血管炎三项阳性,影像学提示多部位血管瘤、多浆膜腔积液,诊断考虑血管炎可能;但血管炎极少累及肝脾,且患者无皮疹、关节痛、黏膜病变、肺部受累、血栓形成等系统表现,免疫、狼疮、ANA、ANCA 阴性,故诊断依据不足。

2）血液系统疾病:患者除消化道出血外,无其余部位出血症状,血红蛋白在短期内明显下降,便血量与血红蛋白水平相对不符,抗人球蛋白试验、溶血性贫血全套及骨髓检查未见异常,故诊断依据不足。

3）肿瘤:患者发热、腹痛、解血便,多器官受累,病情进展快,短期内体重急剧下降,出现与失血不相平行的贫血,全身骨扫描示右侧顶骨、额颞部骨质代谢增高,考虑肿瘤可能性大。

四、进一步检查、诊治过程及随访

1. 进一步检查和治疗　2016 年 10 月 9 日行剖腹探查,行小肠切除吻合术,术后病检:（小肠）高分化血管肉瘤,侵及浆膜层;大网膜见肿瘤转移。免疫组化:CD31（＋）,CD34（＋）,CK-Pan（－）,FLI1（＋）,Ki67（60%＋）,Vimentin（＋）。

2. 随访　术后一般情况差,未接受化疗,于 2019 年 10 月 12 日出院,出院 1 周后死亡。

五、最后诊断及诊断依据

（一）最后诊断

血管肉瘤（肝、脾、小肠）

（二）诊断依据

1. 患者 24 岁男性，间断腹痛、发热 3 月余，黑便 1 月余。

2. 影像学提示肝、脾、大网膜多处病变，术后病检提示（小肠）高分化血管肉瘤，侵及浆膜层；大网膜见肿瘤转移。

3. 免疫组化 CD31（＋），CD34（＋），CK-Pan（－），FLI1（＋），Ki67（60%＋），Vimentin（＋）。

六、MDT 专家点评

（一）消化内科

血管肉瘤是一种高度恶性的内皮细胞肿瘤，占软组织肿瘤的 1%~2%[1]，具有较强侵袭性，预后差[2]。它可以发生在身体的任何部位，最常累及皮肤和皮下组织[3]。放疗、化疗均不敏感，治疗措施非常有限。

（二）放射科

肝血管肉瘤 CT 平扫表现为均匀或不均匀的低密度灶，瘤体内部急性出血时可呈高密度，增强后多发结节型肝血管肉瘤病灶内部呈斑点状或不规则局限性强化，而巨块型病灶呈不均匀性渐进性强化，而典型的肝血管瘤呈周边结节状、向心性、无明显廓清的增强模式，肝血管肉瘤动脉期呈周边不规则增强化，但门静脉相病灶无明显向心性填充，延迟相可见缓慢廓清。此外，即便是体积相对较小的肝血管肉瘤，其中心部位亦存在无增强区域，这在肝血管瘤中是不常见的。但肝内环状增强病灶与肝血管肉瘤的增强模式有一定重叠，需结合病史进行鉴别。

（三）病理科

血管肉瘤属于罕见的恶性肿瘤，其肿瘤以弥漫成片或聚集成不规则管状，最具有诊断特征的是瘤内可见血管生成区，表现为单细胞性血管腔，内容纳红细胞。肿瘤组织内坏死明显，且多伴有广泛的新鲜或者陈旧性出血。免疫组化 Vim、CD34、CD31、F8、EMA 等阳性表达[4]。需与上皮样血管内皮瘤、间皮瘤、转移癌等鉴别[1]。

七、经验与体会

1. 消化系统疾病的症状多种多样，且大都不典型和缺乏特异性，我们在作出临床诊断的时候，需要抽丝剥茧，直击要害。

2. 小肠血管肉瘤罕见，临床症状缺乏特异性，恶性程度高，预后差，早期通过病理学明确诊断,并采取包括手术、放化疗在内的综合治疗[1],对改善预后至关重要[5]。

（刘　霆）

参考文献

[1] DELVAUX V, SCIOT R, NEUVILLE B, et al. Multifocal epithelioid angiosarcoma of the small intestine. Virchows Archiv, 2000, 437（1）: 90–94.

[2] HSU JT, LIN CY, WU TJ, et al. Splenic angiosarcoma metastasis to small bowel presented with gastrointestinal bleeding. World J Gastroenterol, 2005, 011（041）: 6560–6562.

[3] GREWAL JS, DANIEL AR, CARSON EJ, et al. Rapidly progressive metastatic multicentric epithelioid angiosarcoma of the small bowel: a case report and a review of literature. International Journal of Colorectal Disease, 2008, 23（8）: 745–756.

[4] ZACARIAS FL, MACHER A, BRAUNSTEIN S, et al. Small intestine bleeding due to multifocal angiosarcoma. World J Gastroenterol, 2012, 18（44）: 6494–6500.

[5] 董志伟, 徐越超. 小肠原发性血管肉瘤 1 例并文献复习. 胃肠病学, 2017, 22（11）: 704.

病例 8　肠梗阻背后的故事

一、病史简介

（一）一般资料
男性, 56 岁, 湖南怀化洪江人, 2017 年 8 月 18 日入住我院消化内科。

（二）主诉
腹胀 6 月余, 加重伴双下肢浮肿 3 个月。

（三）现病史
患者自诉 2017 年 2 月开始出现腹胀, 进食后加重, 下腹为甚, 排便后稍有缓解, 伴恶心、乏力, 不伴发热、盗汗、腹痛、便血、腹泻、头晕等不适, 至当地县医院行腹部 CT 检查, 考虑"肠梗阻"。出院后患者自服中药治疗数月（具体成分不详）, 自觉腹胀加重, 腹围增加, 偶有进食后呕吐胃内容物。3 个月前逐渐出现双下肢水肿, 尿量较前有所减少, 至怀化市第二人民医院诊治, 考虑"肠梗阻", 对症支持治疗后症状缓解出院。1 月余前患者腹胀加重, 再次入住怀化市第二人民医院诊治, 行腹部增强 CT 考虑低位性肠梗阻, 狭窄性肠梗阻可能性大。并于 2017 年 7 月 21 日行"剖腹探查 + 肠系膜淋巴结活检术", 术中未见梗阻, 无坏死, 小肠系膜多发淋巴结肿大, 予以切除并送 3 个淋巴结活检, 活检结果示小肠系膜淋巴结反应性增生。在院期间予以输液等对症支持治疗,腹胀病因未明。患者为求进一步诊治,遂至我院,收入我科。自起病以来,精神、食纳、睡眠欠佳,大便 2~3d/ 次,成形黄软便,小便稍有减少,体重减轻约 15kg。

（四）既往史

有"阑尾炎"病史,偶有"手麻",有"腰椎间盘突出症",否认"肝炎""结核"等传染病史,否认"高血压""糖尿病""冠心病"病史,无食物、药物过敏史。

（五）个人史

吸烟 20 余年,10 余支 /d,30 年偶饮少量白酒史。

二、入院检查

（一）体格检查

1. 体温 36.5℃,心率 80 次 /min,呼吸 18 次 /min,血压 120/75mmHg。

2. 一般情况　发育正常,营养差,神志清晰。

3. 心肺腹检查　无明显异常。

4. 双侧颌下、腋下及腹股沟处均可扪及多个蚕豆大小淋巴结,质软,可滑动,无压痛。

5. 腹部膨隆,上腹部正中可见一长约 10cm 手术瘢痕,全腹有压痛,腹肌稍紧张,无反跳痛,移动型浊音阳性。

6. 双侧下肢重度水肿。

（二）检验检查

1. 三大常规　血常规 RBC 2.74×10^{12}/L, Hb 96g/L;大便常规 +OB:弱阳性;尿常规 + 尿液沉渣分析:蛋白质 0.3g/L。

2. 生化检查　肝功能、心肌酶及血糖 TP 53.9g/L, ALB 32.1g/L, AKP 165.4IU/L;肾功能 Cr 114.5μmol/L,复查肌酐正常;E7A:钾 3.35mmol/L,磷 0.85mmol/L,镁 0.64mmol/L,复查 E7A 正常。

3. 凝血功能　凝血酶时间 13.73s,血浆纤维蛋白原降解产物 6.4mg/L,D- 二聚体 0.37mg/L,D- 二聚体（ELISA）793.3ng/ml。

4. 感染相关检查　T-SPOT（A:35, B:38）;甲乙丙肝肝炎全套:HBsAg（+）,余阴性;戊肝:HEV Ab IgM（-）;HEV Ab IgG（+）;输血前四项（HBsAg+TP+HIV Ab+HCV Ab）、病毒全套、寄生虫全套均为阴性。

5. 免疫相关检查　ESR 24mm/h;免疫全套（C3+C4+IgG+IgA+IgM）C3 546.0mg/L, IgG 6.84g/L, IgM 273.0mg/L;RF+CRP+ASO、ANA 谱、血管炎三项、狼疮全套,自身免疫性肝炎全套均为阴性。

6. 其他　甲状腺功能三项（FT$_3$+FT$_4$+TSH）+TGAb+TPOAb:FT$_3$ 2.57pmol/L、肿瘤标志物 12 项铁蛋白 430.87ng/ml、血氨（-）。

7. 心电图 T波改变。

8. 双下肢血管彩超 双下肢深动脉硬化,左小腿肌间静脉血栓形成。

9. 腹膜彩超 腹腔积液。

10. 腹部平片 2017年8月18日考虑不完全性肠梗阻(图8-1)

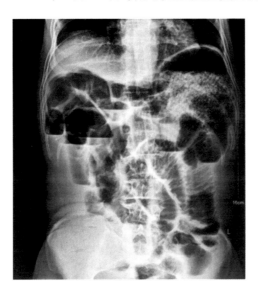

图8-1 腹部平片

11. 小肠CTE(2017年8月20日) ①小肠、结肠扩张并积气、积液,肠系膜区血管呈“漩涡状”改变:肠扭转并不完全肠梗阻可能;②肠系膜区淋巴结稍大;③盆腔和双侧胸腔积液(图8-2,图8-3)。

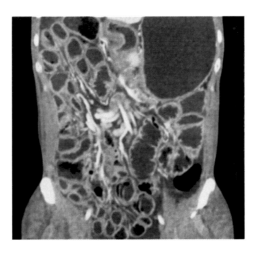

图8-2 小肠CTE(1)

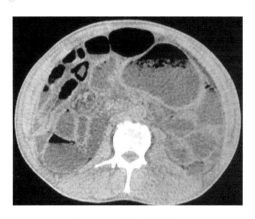

图 8-3　小肠 CTE（2）

12. CT 肠系膜动脉与静脉成像（2017 年 8 月 26 日）　①小肠、结肠扩张并积气、积液较前进展；②肠系膜上动脉空肠动脉分支和肠系膜上静脉局部分支迂曲、增粗。

13. 胃镜　反流性食管炎（B 级）胃潴留，降部隆起改变：副乳头？

14. 肠镜　盲肠、全结肠、直肠黏膜充血水肿，血管纹理紊乱，未见明显溃疡肿块。结论：慢性结肠炎。

15. 小肠镜　空肠炎性改变，胃潴留，反流性食管炎。

16. 病理（空肠上段）　送检组织黏膜慢性炎症，固有层较多淋巴细胞、浆细胞、少量嗜酸性粒细胞，灶性区域绒毛变短、平。

三、临床分析

（一）病史特点

患者老年男性，慢性起病，反复腹胀腹痛 6 个月，后期伴双下肢水肿，体重半年下降 15kg。在外院行影像学检查提示肠梗阻，剖腹探查未发现梗阻，发现多个肠系膜淋巴结肿大，活检提示反应性增生。抗肠梗阻治疗无明显效果。

（二）思路分析

该患者为慢性肠梗阻查因患者，肠梗阻按照病因可分为机械性肠梗阻、动力性肠梗阻和血运性肠梗阻。机械系肠梗阻是由于肠内、肠壁和肠外各种不同机械性因素引起的肠内容物通过障碍。动力性肠梗阻是由于肠壁肌肉运动功能失调所致，并无肠腔狭窄。血运性肠梗阻是由于肠系膜血管内血栓形成、血管栓塞，引起肠管血液循环障碍，导致肠蠕动功能丧失，使肠内容物停止运行。患者外院剖腹探查未发现梗阻、肠坏死，我院影像学及内镜检查不提示机械性和血运性肠梗阻，考虑动力性肠梗阻可能性大。患者出现双下肢水肿，白蛋白降低、尿蛋白阳性，继续完善肾病全套、尿免疫固定电泳等检查。

四、进一步检查、诊治过程及随访

（一）检查

1. 肾病全套　尿蛋白（++），24h 尿白蛋白定量 2.59g/24h，β_2 微球蛋白 14.6mg/L，α_1 微球蛋白 23.7mg/L，轻链 KAPPA 定量 1 328mg/L（0~19.4），尿肌酐 3 740μmol/L，尿蛋白 / 尿肌酐 3.4，余项阴性；血清蛋白：β_2 微球蛋白 4.92mg/L，视

黄醇结合蛋白 94.4mg/L；血轻链测定：轻链 KAPPA 590mg/dl；尿轻链测定：轻链 KAPPA 698mg/dl。

2. 免疫固定电泳 尿 κ–M 蛋白（++），血 κ–M 蛋白（+）。

3. 骨髓穿刺 白细胞分布正常，分类各阶段细胞比值大致正常，成熟红细胞大小不一，中心淡染区扩大，血小板散在分布，未见寄生虫；形态学符合多发性骨髓瘤。FISH：*1q21/RB1* 基因，*D13S319/P53*。

（二）后续病情发展及诊疗

患者骨髓穿刺结果考虑多发性骨髓瘤，于 2017 年 9 月 6 日转入我院血液内科。患者转入血液内科后出现反复双上肢乏力、麻木。后续检查结果如下。

1. 甲状腺功能 FT_3 2.23pmol/L，FT_4 9.57pmol/L，TSH 12.44mIU/L。彩超示甲状腺未见明显异常。

2. 肌电图 神经源性损害肌电图示四肢广泛神经损害，运动和感觉均受累。

3. 全身骨骼 X 片 ①全身多发骨质疏松；②脊柱退行性病变，T_{11}~T_{12} 楔形样变。

4. 骨髓活检病理 骨髓浆细胞肿瘤。

给予硼替佐米 2mg，每周 1 次，地塞米松 10mg，每周 2 次；化疗，辅以抗感染、利尿、营养神经、通便、护胃等治疗，出院时腹胀好转。

（三）随访

出院后一个月随访患者恢复可，后患者再未随访。

五、最后诊断及诊断依据

（一）最后诊断

多发性骨髓瘤

（二）诊断依据

患者中年男性，病程 6 月余，以腹胀、双下肢水肿起病，伴纳差、食欲减退，体重减轻 15kg，后继出现双上肢乏力、麻木。患者骨髓活检病理报骨髓浆细胞肿瘤；血液及尿液免疫固定电泳出现单克隆 M 蛋白；并存在贫血、骨质破坏、肠系膜淋巴结淀粉样变性等骨髓瘤相关的器官功能障碍，达到多发性骨髓瘤诊断标准。患者行化疗后腹胀好转，故多发性骨髓瘤诊断明确[1,2]。

六、MDT 专家点评

（一）胃肠外科

肠梗阻是多病因的一类疾病，机械性、动力性、炎性肠梗阻区分不难，外科手术可以排除器质性疾病，但应该完善手术前的准备工作。此患者为动力性肠梗阻，CT 表现为弥漫性肠道积气，不属于外科剖腹探查指征，本不必行剖腹探查术。该患者启示我们在进行手术前应做好围手术期工作，避免给患者带来非必要的有创性外科操作。

（二）病理科

患者的切片结果解读：回肠病变组织有非单一类型的淋巴细胞浸润，不考虑淋巴肿瘤直接浸润（直接浸润应为单一类型淋巴细胞），患者病理结果考虑炎症可能性大；病变区域看到均质红染区域，刚果红染色后发现淀粉样沉积。该患者在外院的病理标本送我院阅片，再次染色，刚果红染色看到标本边缘淋巴结被膜上有粉红色物质沉积；我院病理标本重新刚果红染色同样发现粉红色物质沉积；多证据共同证明该患者存在淀粉样变性（图 8-4，图 8-5）。淀粉样变性对取材有一定要求，在胃要求取到黏膜肌层，在肠道要取到黏膜下层。若取材不适则无法看到淀粉样变性。

（三）血液科

患者病史 6 月余，主诉腹胀，营养状况不好，应当首先考虑营养性贫血，应首先做营养性贫血检测。多发性骨髓瘤以骨质破坏、肾功能不全、贫血多见，以消化道梗阻为首发症状的罕见。患者骨髓原始浆细胞 0.5%，幼稚浆细胞 6%，成熟浆细胞 5%~6%，达不到多发性骨髓瘤诊断标准。骨髓形态学描述中浆细胞表现出肿瘤细胞形态学特点，需要从免疫学、分子生物学、遗传学等方面进一步证实。根据指南和经验，多发性骨髓瘤诊断标准中克隆型浆细胞应在 10% 以上，达不到此标准的若有组织病理学证实浆细胞肿瘤亦可诊断。

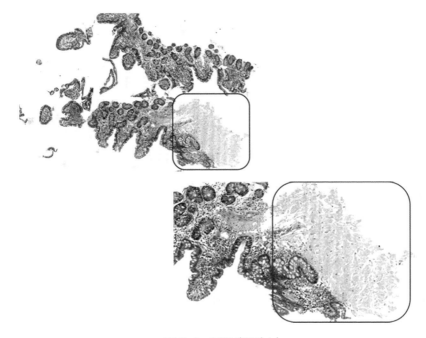

图 8-4　回肠病理（1）

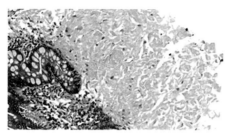

刚果红染色

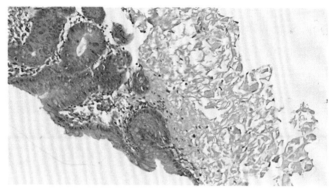

图 8-5　回肠病理（2）

该患者老年起病,有 CRAB 症状,有溶骨性改变,此点与其他恶性肿瘤的骨质破坏不同（其他恶性肿瘤多为溶骨成骨都有）。患者行全身骨骼 X 线检查,主要表现为虫蚀样改变,伴有全身骨质疏松,病理性骨折。实验室检查中患者有典型的免疫球蛋白 M,检测 M 蛋白有多种方法。①血清蛋白电泳:M 蛋白在 β-γ 区形成浓密区带,从扫描图中可见基底较窄、高而尖锐的蛋白峰,蛋白峰的高与宽之比 >2∶1;②血清 Ig 定量:血清中某一类 Ig 出现大量的单克隆免疫球蛋白,而其他类 Ig 则显著降低或维持正常,这名患者 IgA、IgG、IgM 均下降;③免疫球蛋白轻链检测。大多数多发性骨髓瘤为分泌型,不分泌型的多发性骨髓瘤诊断更为挑战。

患者转入血液科后再次换部位行骨髓活检,流式检测,证实为浆细胞肿瘤,诊断明确后予以硼替佐米治疗,用药第 2 天明显好转,之后缓慢减轻,出院后 1 个月随访患者恢复尚可,后再未随访。

（四）肾内科

患者以消化道症状首发,伴有浮肿、贫血,外科剖腹探查未发现梗阻,考虑患者肠梗阻为功能性肠梗阻,可能为血液系统疾病和免疫系统疾病。尿液中有肾小球性蛋白尿、肾小管性蛋白尿和肾小管产生的蛋白尿。我们需要分析患者尿液中蛋白来自肾脏漏出或者是产生太多蛋白导致。我们可以通过分析尿液蛋白的分子大小进行判断,患者尿液主要为中分子和小分子,提示溢出型蛋白尿,行免疫固定电泳发现 M 蛋白。

这个患者提示，是否高龄患者出现蛋白尿，考虑病理检查中行刚果红染色，以排除肿瘤。该患者肾脏损伤来源：游离轻链对肾小管直接损伤；多发性骨髓瘤中轻链增加可以引起 IL-6 升高，造成肾脏的炎性损害；该患者处于高钙、高凝状态，对肾脏造成影响。另外，该患者的甲状腺功能异常是否也与患者的基础疾病相关？应考虑甲状腺组织行刚果红染色进一步明确。

（五）消化科

该患者在我科查房时重点讨论：①是否是 POEMS 综合征；②是否是血液系统疾病。该患者有多系统受累、多浆膜腔积液、浅表淋巴结肿大、周围神经炎，均提示 POEMS 综合征；但该患者淋巴结活检未发现洋葱皮样改变，无肝脾肿大，尿中发现轻链，下肢浮肿、肠梗阻均不能用 PEOMS 综合征解释。该患者胃镜、小肠镜、肠镜、剖腹探查均不提示机械性肠梗阻，考虑假性肠梗阻。假性肠梗阻分为原发和继发，原发为遗传疾病，该患者老年，无家族史，暂不考虑原发性假性肠梗阻。继发性假性肠梗阻原因：①血管、胶原的损害，如系统性硬化，系统性红斑狼疮等；②肌肉浸润性损害，如淀粉样变性；③内分泌方面，如低钾；④药物、毒物。该患者应为多发性骨髓瘤导致的肠道淀粉样变性。该患者的 T_3、T_4 降低，TSH 升高无法用多发性骨髓瘤解释，该患者的甲状腺功能异常与肠道梗阻应用二元论解释。

（六）特邀嘉宾 Ernie L. Esquivel（康奈尔大学）

专科的住院医师非常容易被自己的专业影响，而忽略其他系统的疾病。当遇到无法用自己专科解释的疾病时，应该及时向其他专科求助。这个患者最终诊断为多发性骨髓瘤，因多发性骨髓瘤导致的肠道淀粉样变性造成肠梗阻。这个患者的剖腹探查和活检结果并不支持 IBD，应该思考此后患者的胃镜、肠镜和小肠镜是否还有必要？该患者在诊疗初期进行了非常多的实验室检查，冗杂的结果反而容易迷失方案。为什么患者有胸腔积液、腹水却不穿刺取胸腔积液、腹水检查？建议住院医生们在临床工作中，为患者开具检查前首先思考这项检查的结果所包含的信息对诊断和治疗是否有明确的指向性意义，而不是盲目的开具一些似乎有一定道理的检查，并被这些检查的结果困扰失去明确的诊疗方向。

七、经验与体会

1. 以消化道症状为首发症状的多发性骨髓瘤易被误诊为消化道肿瘤、IBD 等消化道疾病。

2. 对 40 岁以上患者，以消化道症状起病，而难以用某一消化系统疾病解释和 / 或相应治疗无效者，同时伴随有不明原因多器官系统损害等，应想到多发性骨髓瘤可能。一个以消化系统症状为首发表现的初诊患者，如果血细胞减少和蛋白尿同时出现，且无明显肾功能改变，注意排除多发性骨髓瘤[3,4]。

（郝 蓉 欧阳淼）

参考文献

[1] RAJKUMAR SV. Multiple myeloma：2014 update on diagnosis，risk-stratification，and management. Am J Hematol，2014，89（1）：998-1009.

[2] SALGUERO DA，BARLETTA PA，Sierraalta W. Severe abdominal pain and diarrhea，unusual multiple myeloma presentation with a severe prognosis：a case report. Journal of Medical Case Reports，2018. Journal of Medical Case Reports，2018，12（1）：70.

[3] ANDERSON，KC. Progress and paradigms in multiple myeloma. Clinical Cancer Research，2016，22（22）：5419-5427.

[4] KYLE RA. Multiple myeloma. Blood，2008. Dispenzieri A，Kyle R A，Katzmann J A，et al. Immunoglobulin free light chain ratio is an independent risk factor for progression of smoldering（asymptomatic）multiple myeloma. Blood，2008，111（2）：785-789.

病例 9　二十年跛行之谜

一、病史简介

（一）一般资料
男性，26 岁，2016 年 12 月 30 日入院。

（二）主诉
因双髋关节疼痛 20 年，加重 1 年余。

（三）现病史
患者读小学时无明显诱因逐渐出现走路时双髋关节疼痛，步态异常，天气变化或行走过多和劳累后加重，休息后可缓解。未就诊治疗。2015 年 8 月骑摩托车抬腿后出现左髋部弹响，之后稍长时间步行便有左髋部酸痛不适，休息后症状缓解。无腰痛、无放射痛、无发热皮疹、无身体其他部位关节疼痛不适。2015 年 8 月患者于长沙骨科医院检查，髋关节 X 线片示双侧股骨头坏死可能性大。患者未予特殊治疗，症状无缓解。2016 年 12 月 29 日于郴州市第一人民医院就诊，完善髋部 X 线片示双侧股骨头颈骨质缺如，双侧股骨上端形态不规则及密度减低，双侧髋臼较浅，双髋关节半脱位；骨盆骨质疏松；双侧骶髂关节模糊。为求系统诊治，今于我院内分泌科就诊。起病以来，患者精神、饮食、睡眠可。大小便正常。体重无明显变化。

（四）既往史
无特殊。

（五）个人史

职业为电子维修工,吸烟史 6 年,约每天 10 支,偶饮酒。

二、入院检查

（一）体格检查

1. 体温 36.6℃,心率 78 次 /min,呼吸 16 次 /min,血压 118/68mmHg。

2. 神志清楚,身高 150cm,营养正常,自主体位,跛行入病房。头颈部检查、心肺腹未见明显异常。桶状胸、胸骨及肋骨无明显压痛。脊柱向右侧弯,棘突无压痛、无叩击痛。神经系统检查无明显异常。

3. 专科检查跛行步态。双下肢不等长,右下肢较左下肢短。双髋关节活动轻度受限,前屈 80°,后伸 10°,内收和外展 10°。双髋关节大粗隆叩痛明显,双下肢轴向叩击痛阳性。双侧 4 字征（+）,双侧足背动脉搏动良好,双下肢末梢循环及感觉良好。

（二）实验室检查

1. 三大常规、肝肾功能、血脂、ESR、结核抗体、风湿免疫全套、ANA 谱、乙肝三对、甲状腺功能三项、生长激素、PTH、AKP 正常。

2. 双能 X 线骨密度仪检查右侧股骨颈、腰椎 L_1~L_4 骨质疏松。

3. 血钾 3.48mmol/L,24h 尿钾 15.09mm/24h,24h 尿钙 1.95mm/24h（2.5~7.5mm/24h）,25 羟维生素 D 9.10ng/ml（正常 >20）。

4. 双手正位片（图 9-1）未见明显异常。

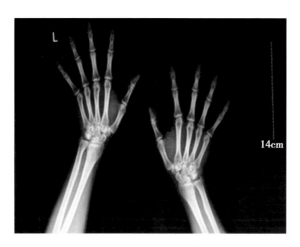

图 9-1　双手正位片

5. 胸片,脊柱正位片（图 9-2）平 T_2~T_4 椎体水平气管稍向右侧移位。以 T_7 为中心脊柱轻度向左侧弯,多发椎体高度变扁。

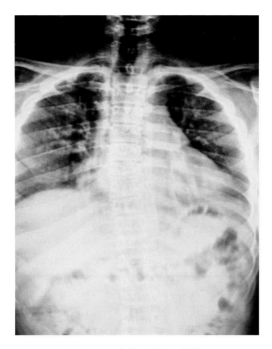

图 9-2　胸片,脊柱正位片

6. 颈椎侧位片(图 9-3)多发椎体高度变扁。

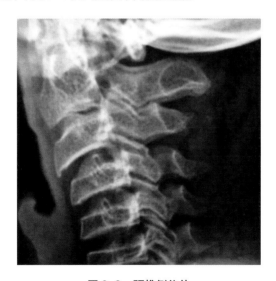

图 9-3　颈椎侧位片

7. 骨盆正位片(图 9-4)双侧股骨头股骨颈塌陷吸收,右侧为甚。双侧髋臼变浅,髋关节面骨质毛糙,双侧股骨头外上移位。双侧髋关节骨质改变并半脱位。

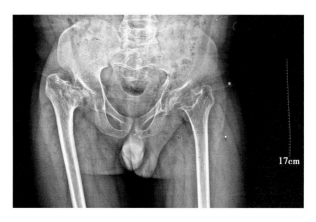

图 9-4　骨盆正位片

8. 双膝关节正位片（图 9-5）双膝关节可见骨质疏松,右膝关节间隙外侧稍变窄。

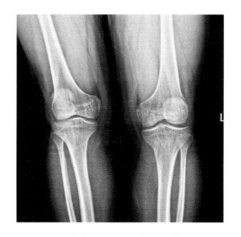

图 9-5　双膝关节正位片

三、临床分析

（一）病例特点回顾

1. 26 岁男性,病史 20 余年,身材矮小。

2. 自幼起病,逐渐出现关节疼痛,运动受限。

3. 椎体普遍变扁,脊柱侧弯,骨质疏松。

4. 髋关节呈退行性骨关节病改变。

5. 生化指标示骨代谢指标基本正常,双能 X 线骨密度仪检查示右侧股骨颈,腰椎 L_1~L_4 骨质疏松。

（二）诊断分析

患者的临床特点总结：自幼起病的身材矮小，髋关节发育不良和股骨头坏死及椎体改变。身材矮小常见的原因如下。

1. 染色体异常矮小　Turner 综合征。

2. 营养代谢性障碍矮小　慢性疾病，营养障碍。

3. 精神社会性矮小　不良生活环境，精神刺激。

4. 体质性矮小　家族性，青春期延迟。

5. 骨性疾病矮小　骨软骨发育不良引起矮小，有特殊面容体态。

6. 内分泌代谢性矮小　生长激素缺乏或不敏感、甲状腺素缺乏、性早熟、黏多糖、糖原累积病等。

7. 结合患者临床表现和实验室检查，诊断集中在骨性疾病矮小和内分代谢性矮小可能。后者中的黏多糖病是因为降解黏多糖的溶酶体水解酶缺乏，造成组织内大量黏多糖蓄积，多见于近亲结婚的后代。其临床表现为骨骼发育障碍（脊椎鸟嘴凸、椎骨扁平、飘带肋骨、股骨头扁平）面容丑陋、肝脾肿大、智力低下、行为言语障碍。该患者无这些典型表现，故暂不考虑黏多糖病。先天性髋关节发育不良一般见于胎位不正，羊水少，错误的襁褓方式，女婴多见，与患者病史不符。双侧股骨头坏死一般见于外伤性，股骨颈骨折、髋关节脱位等髋部外伤引起。非外伤性双侧股骨头坏死患者可能由于长期使用糖皮质激素、酗酒所致。患者无骨折、酗酒和使用糖皮质激素等病史，故双侧股骨头坏死考虑髋关节脱位所致。患者还有椎体改变，结合临床表现和影像学检查分析，考虑迟发性脊柱骨骺发育不良伴进行性骨关节病，主要累及脊柱骨骺和长骨末端的进行性骨软骨发育不良，其特征性表现为短躯干性侏儒和继发性骨关节炎。该病属于遗传性疾病，还需要行基因检测进一步证实。

四、进一步检查、诊治过程及随访

（一）进一步检查（表 9-1）

表 9-1　基因检测结果 *COL2A1*（NM_001844）

核苷酸变化	氨基酸变化	变异类型	家系来源验证情况		
			母亲	哥哥	儿子
c.2965C>T	p.Arg989Cys	杂合	未发现变异	未发现变异	杂合
c.3107G>A	p.Arg1036Gln	杂合	杂合	杂合	未发现变异

基因检测结果：在受检者 *COL2A1* 基因发现，c.2965C>T：Arg 精氨酸→Cys 半胱氨酸；c.3107G>A：Arg 精氨酸→Gln 谷氨酰胺，均为错义突变。上述变异均可能导致蛋白质功能受到影响［分子基础：由Ⅱ型胶原 *α-1* 基因（*COL2A1*，

120140.0043）突变引起]，在临床表现上表现为广泛性骨质疏松症、轻度脊柱侧弯、髋关节退变、关节间隙缩窄、股骨头缺血性坏死、股骨头囊变。故最终诊断考虑为迟发性脊柱骨骺发育不良伴进行性骨关节病。

（二）诊治过程

双侧全髋关节置换术。

（三）随访

患者跛行较前好转。

五、最后诊断及诊断依据

（一）最后诊断

迟发性脊柱骨骺发育不良伴进行性骨关节病

（二）诊断依据

患者自幼起病，以骨痛为临床表现，生化指标基本正常，有髋关节发育不良及腰椎椎体畸形、身材矮小，综合考虑为骨性疾病所致矮小。在排除了黏多糖病、先天性髋关节发育不全等疾病后，结合基因检测结果，最终考虑的诊断为迟发性脊柱骨骺发育不良伴进行性骨关节病。

六、MDT 专家点评

（一）放射科

患者的 X 线表现为骨质疏松、双侧股骨头坏死，且有干骺端畸形，考虑长期受压所致。

（二）骨科

该患者有典型骨骼和关节受损表现，而且是自幼起病，需要询问病史，排除婴儿时期的襁褓方式不当对关节发育的影响。如在手术中取坏死组织活检，则对该病的诊断有积极意义。目前患者已经更换股骨头，按照人工关节的寿命，患者将来有可能还需要再次手术。

（三）风湿免疫科

26 岁男性，自幼起病，双髋关节、脊柱受累，身材矮小；其子身材偏矮，检查发现低血钾、低尿钙、骨质疏松。从骨质疏松入手，分为原发性和继发性。对于该患者，考虑继发性骨质疏松，其原因有内分泌疾病、风湿性疾病、血液病、肾脏疾病、胃肠道疾病、遗传代谢性疾病和药物及长期卧床制动等因素。在风湿性疾病中，幼年起病的是幼年特发性关节炎，表现为 16 岁以下儿童持续 6 周以上关节肿胀，可影响生长发育。遗传性结缔组织病是一组以骨骼组织异常为特征的异质性疾病，主要影响软骨和骨，如骨骼发育不良，也可以影响结缔组织，如马方综合征。在遗传性结缔组织病中，进行性假性类风湿发育不良属于 *WISP3* 基因突变,常染色体隐性遗传。临床表现有双手小关节肿胀,下肢关节受累。影像学特点是干骺端增大、关节间隙变窄、继发性骨关节炎,有脊柱侧弯、扁平椎。具体疾病包括脊椎骨骺发育不良,脊椎干骺端发育不良,脊柱骨骺干骺端发育不良。该患者暂时不考虑黏多糖病,因为没有典型的特殊面容,也无智力低下。影像学也无该病的特殊表现。

(四)内分泌科

患者为青年,以骨痛症状明显,否认外伤史。故病变考虑累及骨骼关节系统。患者自幼起病,且患者儿子身材矮小,故应考虑先天性或遗传性骨代谢疾病,还应追问患者父亲有无类似病史。患者有跛行、脊柱畸形,影像学检查发现骨质疏松、关节畸形,说明该病会导致承受压力较大部位的畸形,因此骨骺干骺端发育不良的可能性大。下一步要进一步询问患者父亲的病史,追踪观察患者儿子的生长发育情况。

七、经验与体会

1. 该病例的临床特点　儿童起病,身材矮小;逐渐出现关节疼痛,运动受限;椎体普遍变扁,脊柱侧弯,骨质疏松;髋关节呈退行性骨关节病改变,股骨头坏死和 *COL2A1* 基因突变,诊断考虑迟发性脊柱骨骺发育不良伴进行性骨关节病。*COL2A1* 基因突变所致迟发性脊柱骨骺发育不良伴进行性骨关节病在国外[1-4]和国内均有报道[5]。如果是 *COL2A1* 基因致病,那么按照常染色体显性遗传规律,患者的父母中有一方为患者,目前缺乏患者父亲的基因检测结果。故需要完善患者及其父亲、儿子的 *SEDLIN*、*AGC1* 和 *WISP3* 的基因检测。

2. 随访患者病情变化,追踪观察患者儿子的骨骼关节生长发育情况。

3. 患者的股骨头组织未留取做病理检查是本病例的遗憾和缺陷,提醒我们将来在多科协作的同时要保持良好有效沟通。

（刘泽灏）

参考文献

［1］ JURGENS J, SOBREIRA N, MODAFF P, et al. Novel COL2A1 variant（c.619G>A, p.Gly207Arg）manifesting as a phenotype similar to progressive pseudorheumatoid dysplasia and spondyloepiphyseal dysplasia, Stanescu type. Human Mutation, 2015, 36（10）: 1004–1008.

［2］ HAMMARSJO A, NORDGREN A, LAGERSTEDT-ROBINSON K, et al. Pathogenenic variant in the COL2A1 gene is associated with spondyloepiphyseal dysplasia type stanescu. Am J Med Genet A, 2016, 170A（1）: 266–269.

［3］ CASSA CA, SMITH SE, DOCKEN W, et al. An argument for early genomic sequencing in atypical cases: a WISP3 variant leads to diagnosis of progressive pseudorheumatoid arthropathy of childhood. Rheumatology（Oxford）, 2016, 55（3）: 586–589.

[4] Rai E, MAHAJAN A, KUMAR P, et al. Whole exome screening identifies novel and recurrent WISP3 mutations causing progressive pseudorheumatoid dysplasia in Jammu and Kashmir–India. Sci Rep, 2016, 13（6）: 27684.

[5] CAO LH, WANG L, JI CY, et al. Novel and recurrent COL2A1 mutations in Chinese patients with spondyloepiphyseal dysplasia. Genet Mol Res, 2012, 11（4）: 4130–4137.

病例 10　间断发热、皮疹

一、病史简介

（一）一般资料
女性, 30 岁, 患者于 2017 年 6 月 20 入住风湿免疫科。

（二）主诉
间断发热 10 年, 再发 10 天。

（三）现病史
2006 年 10 月患者因 "发热、全身肌肉关节疼痛、咽痛 10 天" 入住感染科, 完善相关检查, 考虑 "成人 Still 病", 遂转入我科。服用 "美洛昔康片" 7.5mg/d, 体温恢复正常后出院。出院后患者未再服用药物治疗。2008 年 9 月, 患者外地工作期间间断发热, 自觉症状较轻, 未至医院就诊, 自服退热药治疗, 持续 10~20 天, 自行好转。2010 年 7 月, 患者出现高热、关节肌肉疼痛, 再次入住风湿免疫科, 考虑 "成人 Still 病复发", 予甲泼尼龙及甲氨蝶呤治疗, 病情好转出院。出院后坚持规律服用甲泼尼龙及甲氨蝶呤治疗 7 个月后逐渐停药, 之后未再复发。

2017 年 6 月 12 日患者寒战、高热, 伴四肢多关节疼痛, 无关节肿胀, 肩背部及四肢伸侧出现充血样皮疹, 无脱屑、不瘙痒。患者将甲泼尼龙加至 48mg/d, 发热频率增加至 3 次 /d, 关节疼痛加重, 并出现肌肉酸痛, 胸骨后疼痛及心慌, 气促症状明显, 不能平卧。患者此次起病以来, 精神食欲差, 大小便尚可, 睡眠差, 体重下降约 3kg。

（四）既往史
2014 年剖宫产史。产后 1 个月因左乳腺管堵塞, 有左乳腺切开引流术史。产后 2 个月因肛瘘, 有 "肛瘘修补术" 史。否认 "高血压" "糖尿病" "冠心病" 等疾病, 否认 "肝炎" "结核" 等传染病史。无外伤史, 无血制品输注史, 无食物或药物过敏史, 预防接种史不详。

（五）个人史、月经史、婚育史
无特殊。

（六）家族史
其子 2 周前外院诊断 "川崎病"。

二、入院检查

（一）体格检查

1. 体温 38.5℃,心率 110 次 /min,呼吸 28 次 /min,血压 80/56mmHg。

2. 神志清楚,浅表淋巴结未扪及肿大;强迫半卧位,检查欠合作。肩背部、双上肢伸侧可见散在暗红色皮疹,颈部、前胸壁可见少许充血样皮疹,压之褪色。右侧颈前、颈后均可扪及一个黄豆大小淋巴结,质软界清无压痛。余处浅表淋巴结未触及。咽红,咽喉壁淋巴滤泡增生,扁桃体无肿大。颈部无抵抗,颈静脉无充盈。胸骨压痛明显。

3. 心肺腹检查无明显异常。

4. 颈软,克氏征（－）、双侧巴氏征（－）。

5. 四肢关节未见肿胀、畸形。四肢肌肉轻压痛,肌力 5 级,双上肢上抬时胸背部疼痛明显,双侧下肢无水肿。

（二）辅助检查

1. 血常规 WBC 13.8×10^9/L,中性粒细胞百分比 89.5%。

2. 小便常规 比重 1.000,红细胞（++）（月经期）。

3. 肝功能 ALT 41.9IU/L, AST 43.6IU/L;肾功能 BUN 1.78mmol/L。

4. ESR 44mm/h, CRP 165mg/L。

5. 铁蛋白 >2 000.0ng/ml。

6. 凝血全套 血浆纤维蛋白原降解产物 8.36g/L, D- 二聚体 1.39mg/L。

7. NT-proBNP 1 151pg/ml（6 月 21 日）。

8. 输血前四项、甲状腺功能三项、肾功能 +E7A、血脂、G/GM 试验、ASO、RF、病毒全套、EBV-IgM、PPD 皮试、T-SPOT 均阴性。

9. 5 次双侧上肢血培养 + 厌氧培养均未见病原菌。

10. 彩超 ①左锁骨上窝多发淋巴结肿大,双侧颈部、双侧腋窝及双侧腹股沟区多发淋巴结;②胆囊结石、胆囊炎、双侧胸腔积液（较大前后径 8mm）;③腹腔及腹膜后未见明显肿大淋巴结声像。

11. 心脏彩超（6 月 21 日） 微量心包积液,二尖瓣轻度反流,三尖瓣轻中度反流（射血分数 60%）。

12. 胸部 CT（6 月 21 日） ①心包腔积液;②双下肺感染。肺动脉成像 CTA 未见明显异常。

13. 骨髓穿刺（6 月 24 日） 骨髓增生明显活跃,粒系明显活跃,可见中毒改变,红系活跃,巨核细胞正常;血涂片示白细胞增多,中性粒细胞百分比增高,可见幼粒及异型细胞。

患者于 7 月 1 日下午 15 时左右再次出现高热,最高体温 39.6℃,同时伴有干咳。复查肺部 CT（7 月 2 日）:双下肺感染灶范围较前增大;双侧胸腔积液较前增多,邻近肺组织膨胀不全;心包积液较前增多。心脏彩超(7月2日):二、三尖瓣及肺动脉瓣轻度反流;心包积液,舒张末期宽度:右室长轴后心包6mm,心尖四腔心,左侧约6.7mm。继续予以地塞米松10mg/d维持治疗,停用抗细菌治疗,并开始诊断性抗结核治疗。经上述治疗后,患者仍有发热,但胸背部、左肩、左上肢疼痛完全缓解,双上肢活动如常;颈部、前胸部皮疹完全消退;右侧颈后淋巴结肿大并有轻压痛。

7月15日复查,肺部CT:①原右中肺及双下肺散发炎症较前吸收减少;②双侧胸腔积液基本吸收;③心包积液较前吸收减少。PET/CT:①脾大,脾脏弥漫性代谢增高,双侧颈部、双侧腋窝、纵隔、双肺门区、腹腔、盆腔(双侧髂血管旁及盆壁)及双侧腹股沟区多发淋巴结代谢异常增高,考虑淋巴瘤可能性大,建议高代谢淋巴结活检以明确诊断;②多处骨弥散代谢增高,考虑多为反应性改变,肿瘤骨浸润不完全除外,建议追踪观察;③双侧鼻咽部及扁桃体炎症可能性大;④双肺多发炎性病变,双侧胸膜局部增厚。

考虑淋巴瘤可能,遂停用抗结核治疗及地塞米松治疗。

三、临床分析

(一)病例特点回顾

1. 女性,30岁。

2. 间断发热10年,再发10天。

3. 肩背部、双上肢伸侧可见散在暗红色皮疹,颈部、前胸壁可见少许充血样皮疹,压之褪色。右侧颈前、颈后均可扪及一个黄豆大小淋巴结,质软界清无压痛。

4. WBC、ESR、CRP升高,铁蛋白升高。

5. 细菌、病毒、结核等病原体检查均为阴性,抗感染抗结核治疗无效。

6. 多浆膜腔积液。

7. PET/CT示脾脏弥漫性代谢增高,双侧颈部、双侧腋窝、纵隔、双肺门区、腹腔、盆腔及双侧腹股沟区多发淋巴结代谢异常增高。

(二)诊断分析

总结患者的病例特点,青年女性间断发热10年,多浆膜腔积液,WBC、ESR、CRP等炎性指标升高,PET/CT脾脏及淋巴结代谢异常增高。

1. 成人Still病　患者有反复发热,皮疹,WBC、ESR、CRP升高,铁蛋白升高,要高度考虑成人Still病的可能。

2. 感染

(1)细菌感染

支持点:患者有发热,WBC、ESR、CRP、中性粒细胞等炎性指标升高。

不支持点:强有力抗感染治疗无效,PCT正常,无明显感染中毒症状,感染无法解析整个病程的发展。

（2）结核感染

支持点：青年女性，长程发热，长期使用激素及免疫抑制剂治疗，多浆膜腔积液，ESR、CRP 等炎性指标升高。

不支持点：诊断性抗结核治疗疗效不确定，PPD 皮试、T-SPOT 均阴性。

（3）肿瘤：实体肿瘤的可能性极少，几乎不考虑，淋巴增殖性疾病的依据是长程发热，多系统多器官损害，淋巴结肿大，PET/CT 示脾脏及多发淋巴结代谢异常增高。所以该患者需要考虑淋巴增殖性疾病淋巴瘤的可能，但是诊断该疾病需要进一步完善淋巴结活检及免疫组化等检查。

四、进一步检查、诊治过程及随访

进一步检查：右侧颈后淋巴结活检。病理结果示（右侧颈后三角区）淋巴结结构紊乱，T 区淋巴组织增生明显，细胞有一定程度增大，增生指数偏高，TCR 基因重排阳性，结合临床，考虑为 T 细胞淋巴瘤。免疫组化：CD20（－），CD3（3+），CD10（－），Ki67（50%），PAX5（－），CD68（－），CD21（－）。TCRG 基因重排克隆检查为阳性，TCRB、TCRD 基因重排克隆检查为阴性。

诊治过程及随访：予以 CHOP 方案治疗，经历 6 次 CHOP 方案化疗，病情缓解，2017 年 11 月再次出现发热淋巴结肿大。

五、最后诊断及诊断依据

（一）最后诊断

外周 T 细胞淋巴瘤（Ⅳ期）

（二）诊断依据

青年女性，病程 10 年，以发热起病，有皮疹，淋巴结肿大，多浆膜腔积液。抗感染、抗结核治疗无明显疗效，PET/CT 示脾脏及多发淋巴结代谢异常增高。病理免疫组化及基因重排符合淋巴瘤的特征。

六、MDT 专家点评

（一）呼吸科

从一元论的角度来看，任何一种感染或者肿瘤都不能单独解释整个病情的发展，所以以单纯一元论不好解释。用二元论可能更有助于分析疾病：①之前诊断的成人 Still 病合并特殊病原菌的感染，需要肺穿刺活检明确；②成人 Still 病发展为淋巴瘤，也需要病理的支持。

（二）感染科

既往成人 Still 病诊断明确，此次发热病毒及普通细菌感染可能性极少，结核或者 NTM 感染证据也不多,需要高度怀疑真菌感染。长程发热,淋巴瘤是永恒的主题,积极寻找依据。

(三)风湿科

成人 Still 病是自身炎症性疾病,发病机制不明。临床异质性大,轻微的可以自发缓解,危重的并发症如 MAS 可危及生命。诊断需要排除感染、肿瘤。目前成人 Still 病缺乏大样本的临床实验研究。既无特异性症状与体征,也没有特异性生物标记物。治疗上可予以 NSAIDs 或者激素加免疫抑制剂。其他治疗包括 TNF-α 拮抗剂、IL-1β 拮抗剂、IL-6 单抗、IL-17A 拮抗剂。治疗过程容易出现各种感染、诱发肿瘤等风险。Still 病严重的并发症包括 MAS、TTP、DIC、弥漫肺泡出血,罕见的并发症包括心肌炎、肺动脉高压、呼吸衰竭、肝衰竭等[1-4]。

(四)血液科

患者幼儿时期有高热、耳痛、咽痛,诊断为“急性扁桃体炎”,相同症状多次发作,成年后 10 余年间间断发热、肌肉关节疼痛多次,经治疗后可缓解,持续 10~20 天。此次入院期间持续发热,伴有多关节、肌肉疼痛,激素治疗效果欠佳。检查血常规示中性粒细胞、PLT 有升高,肝功能示转氨酶轻度升高,LDH 升高,ESR、CRP 升高,铁蛋白明显升高,PCT 升高,但与 CRP 不平行。超声下多发淋巴结肿大,多浆膜腔积液(胸腔、心包、腹腔)。肺部感染经治疗好转后发热,CRP、PCT 的变化不明显,CRP 与 PCT 仍不平行,所以感染性疾病不能解析整个病程的发展。长程发热加上淋巴结增大,要高度考虑淋巴增殖性疾病,淋巴结活检病理也证实患者 T 细胞淋巴瘤的诊断。

但是我们不能停止思考,成人 Still 病经激素治疗后症状消失,但间歇期无症状,是激素治疗有效还是疾病有自限性?患者此次发病后经激素治疗效果不佳。此次发病与既往无关还是病情发生质的变化? T 细胞淋巴瘤可以解释疾病发生发展过程吗?病史超过 10 余年如何解释?

七、经验与体会

发热查因是临床最具挑战的问题,需要谨慎排除其他疾病才能诊断成人 Still 病,诊断淋巴瘤需要淋巴结活检、免疫组化,甚至基因重排等方法。成人 Still 病也是一个逐步发展变化的疾病,需要在随访中长期观察。

(赵洪军)

参考文献

[1] GERFAUD VM, JAMILLOUX Y, IWAZ J, et al. Adult-onset Still's disease. Autoimmun Rev, 2014, 13(7): 708-722.

［2］EFTHIMIOU P，KADAVATH S，METHA B. Life-threatening complications of adult-onset Still's disease. Clin Rheumatol，2014，33（3）：305-314.

［3］MAGADUR-JOLY G，BILLAUD E，BARRIER JH，et al. Epidemiology of adult Still's disease：estimate of the incidence by a retrospective study in west France. Ann Rheum Dis，1995，54（7）：587-590.

［4］RUSCITTI P，CIPRIANI P，MASEDU F，et al. Adult-onset Still's disease：evaluation of prognostic tools and validation of the systemic score by analysis of 100 cases from three centers. BMC Med，2016，1，14（1）：194.

病例 11 头痛、眼红、听力下降，真相是什么？

一、病史简介

（一）一般资料

男性，49岁，湖南益阳人，2015年7月3日入住神经内科。

（二）主诉

头痛、发热10余天。

（三）现病史

患者2015年6月25日无明显诱因出现头痛，为双侧颞部持续性刀割样疼痛，同时出现发热，测体温38℃，伴有右耳道疼痛、耳鸣及听力下降，3天后出现右侧结膜充血，无视力下降、恶心、呕吐、颞下颌关节跛行、乏力、盗汗、消瘦等不适，自行给予"双氯芬酸钠"塞肛后头痛可缓解，就诊于某医院行头颅磁共振未见明显异常，就诊于我院，门诊以"头痛查因"收入神经内科。起病以来，患者精神食欲一般，大小便正常，体重无明显改变。

（四）既往史

否认食物药物过敏史，否认毒物接触史，否认结核病及密切接触史。

（五）个人史

吸烟20余年，从事水果经营。

二、入院检查

（一）体格检查

1. 体温36.5℃，心率80次/min，呼吸18次/min，血压110/60mmHg。
2. 神志清楚，浅表淋巴结未扪及肿大。

3. 心肺腹体格检查无明显异常。

4. 两侧颞部局部无压痛,未见颞动脉显露,右眼结膜充血,双侧听力下降,右侧明显。

5. 颈软,克氏征(-)、双侧巴氏征(-)。

（二）实验室检查

1. 血常规　WBC $22.8 \times 10^9/L$, Hb 128g/L, PLT $385 \times 10^9/L$,中性粒细胞百分比86.5%。

2. 大小便常规+OB　阴性。

3. 肝功能　ALT 239IU/L, AST 46IU/L,肾功能(-),心肌酶(-)。

4. CRP 307mg/L, ESR 120mm/h, PCT 0.52ng/ml。

5. 梅毒、HIV、支原体、病毒性肝炎、病毒及寄生虫相关病原体检测均为阴性,结核抗体(-), PPD皮试(-), T-SPOT阴性。

6. 血培养　3次均为阴性。

7. 颅压205mmH$_2$O;脑脊液常规示潘氏试验(+),细胞总数 $14 \times 10^6/L$,多核细胞20%,单核细胞80%;脑脊液生化检查示微量蛋白1.21g/L,余项正常范围;脑脊液墨汁、革兰氏、抗酸染色均为阴性,脑脊液培养(普通细菌+厌氧菌)阴性。

8. ANA示阴性, dsDNA阴性; ANCA+MPO+PR3+抗基底膜抗体均为阴性;球蛋白IgG、IgA、IgM及补体均基本正常。

9. 头颅CT+CTA+CTV　双侧颈内动脉段小锥形突起,意义待定, CTV未见明显异常;双侧筛窦、右侧上颌窦炎。

10. 肺部CT　支气管炎、双侧胸膜粘连,双侧少量胸腔积液(图11-1)。

11. 腹部彩超　右肾多发结石并轻度积水、脂肪肝。

12. 眼科会诊　结膜炎(右侧),建议给予妥布霉素滴眼液。

13. 入院后病情变化　患者入院1周后头痛无好转,仍有发热,最高39.3℃,同时出现口腔溃疡、肛周溃疡,突发解鲜血便,伴血块,量约1 000ml,急诊肠镜及镜下止血。止血后复查肠镜(图11-2):进镜至回肠末段未见异常,回盲瓣呈唇形,舒缩正常。盲肠、升结肠、肝曲、横结肠脾曲、降结肠、乙状结肠、直肠黏膜充血水肿,血管纹理紊乱,全结肠可见散发大小不一溃疡愈合期改变,可见红色肉芽,较大者0.8cm×0.4cm,直肠可见一钛夹。结论:结肠多发溃疡,直肠溃疡出血治疗术后改变。

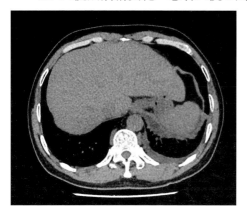

图11-1　肺部CT

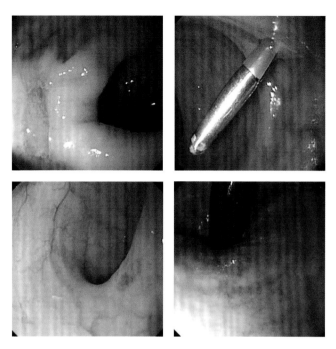

图 11-2　肠镜

14. 补充病史　患者 2015 年 2 月开始出现右眼发红,伴有畏光、流泪,逐渐累及左侧,此后双眼反复发红,在当地诊断"结膜炎",给予地塞米松眼后可好转,但是症状反复。患者入院前无反复口腔、外阴部溃疡、皮疹、四肢麻木、关节肿痛等不适。

三、临床分析

(一)病例特点回顾

1. 49 岁,男性,病程 5 月余。
2. 反复发作的结膜炎。
3. 突发的双侧听力下降。
4. 口腔、肛周溃疡,结肠直肠溃疡伴出血。
5. 全身症状:胸痛、头痛、间断发热。
6. WBC、PLT、ESR、CRP 升高。
7. 细菌、病毒、结核等病原体检查均为阴性。
8. 腰穿提示细胞数及蛋白水平升高,颅压升高。

(二)诊断分析

总结患者的病例特点,中年男性存在眼、耳、皮肤黏膜、消化道多系统受累,且 WBC、PLT、ESR、CRP 等炎性指标升高,基本病变需要考虑血管炎可能,根据该患者的临床特点,进行诊断分析(图 11-3)。

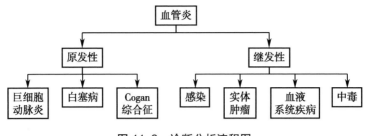

图 11-3 诊断分析流程图

1. 继发性血管炎　血管炎的诊断分为原发性血管炎和继发性血管炎,能引起继发性血管炎的病因有感染、实体肿瘤、血液系统疾病及中毒。

(1)感染:该患者完善普通细菌、病毒、结核等病原体检测及脑脊液、肺部、腹部等部位的检查,未发现明显感染的证据,入院后给予抗感染治疗 1 周,患者头痛、发热的症状无改善,目前考虑感染的依据不足。

(2)实体肿瘤:患者无贫血、消瘦等表现,且心肺腹检查暂无明显实体肿瘤的依据。

(3)血液系统疾病:患者无浅表淋巴结的肿大,血常规基本正常,考虑血液系统疾病暂无依据。

(4)中毒:患者否认毒物接触史。

综上,患者目前考虑继发性血管炎的依据不足,需要考虑原发性血管炎的可能。

2. 原发性血管炎

(1)巨细胞动脉炎:巨细胞动脉炎是一种以侵犯脑动脉为主的系统性血管炎,好发于 50 岁以上的人群,主要累及从主动脉弓发出的动脉分支,以颞部头痛、间歇性下颌运动障碍及视力受损为临床特点,可伴有发热、乏力、体重下降等全身症状。

支持点:患者有头痛,为双侧颞部刀割样疼痛且 ESR、CRP 的升高,需要考虑巨细胞动脉炎。

不支持点:患者有颞部头痛,但是检查无颞动脉的触痛,无间歇性下颌运动障碍;巨细胞动脉炎眼部受累表现为视力下降或视野受损,该患者眼部病变仅表现为结膜炎;此外,巨细胞动脉炎极少导致听力下降,也极少累及皮肤黏膜、消化系统,该患者出现双侧听力下降及口腔溃疡、消化道溃疡并出血。综上,目前不考虑巨细胞动脉炎。

(2)白塞综合征:白塞综合征是一种可以侵犯大中小动脉、静脉和毛细血管的系统性血管炎,以复发性口腔溃疡和外阴溃疡、眼炎及皮肤损害为基本临床特征,亦可累及神经系统、消化系统、心血管系统等出现各种系统症状。

支持点:患者有口腔溃疡、结膜炎,此外有消化道受累、神经系统受累,同时 ESR 及 CRP 的升高,需要考虑白塞综合征。

不支持点:该患者目前存在口腔溃疡,但是询问病史既往无反复的口腔溃疡,无外阴溃疡,无皮疹。此外,该患者的主要症状包括听力下降,白塞综合征极少影响听力。综上,患者目前白塞综合征的诊断证据不充分,可进一步完善针刺试验寻找更多依据。

（3）Cogan 综合征:Cogan 综合征是一种以眼和前庭听觉系统受累为特点的自身免疫性疾病[1]。Cogan 综合征为罕见病,到 2015 年为止仅有约 250 例报道。根据这些病例报告统计,该疾病好发于青年人,发病高峰为 30 岁左右,也可发生于儿童和老年人[2]。Cogan 综合征临床主要表现为眼炎、前庭听觉障碍及系统性血管炎等。眼部表现是其最常见的症状,部分患者以眼部症状为首发表现。眼部的特征性表现为间质性角膜炎,还可累及眼的其他部分,出现虹膜睫状体炎、结膜炎、巩膜外层炎、前部或后部巩膜炎或视网膜血管炎。前庭听觉障碍通常表现为感音神经性耳聋[3]。15%~21% 的患者存在系统性血管炎。大、中、小血管均可受累,表现为主动脉炎、大血管炎、中等或小血管炎,出现包括呼吸系统、消化系统、神经系统、泌尿生殖系统、皮肤和黏膜等系统受累的症状[4]。累及皮肤黏膜表现为皮肤红斑、风疹、溃疡、生殖器或口腔结节或溃疡等;累及消化系统表现为腹部疼痛不适、胃或结肠的溃疡伴出血、腹泻、便血、消化不良、肝脾肿大等;累及神经系统时中枢神经病变最常见,可表现为脑血管意外引起的轻偏瘫或偏瘫,短暂性脑缺血造成的失语,小脑综合征、脊髓病、癫痫、脑炎、脑膜炎;周围神经可见手足的感觉异常、三叉神经痛或颅神经的运动不足、膈神经炎、多神经炎,腰穿可见脑脊液中蛋白和细胞异常升高。该患者有眼炎(结膜炎)、听力下降,同时有消化道溃疡、口腔溃疡等血管炎表现,并且可以解释患者颅压升高、脑脊液中蛋白及细胞数升高,所以该患者需要考虑 Cogan 综合征可能,但是该疾病为一种罕见病,需要进一步完善眼部及前庭听功能的检查明确眼耳的病变是否符合 Cogan 综合征的特点,才能考虑该疾病可能。

四、进一步检查、诊治过程及随访

（一）进一步完善

针刺试验为阴性,白塞综合征依据不足。眼科检查:视力基本正常,双眼结膜炎;双耳感音神经性耳聋(右耳极重度,左耳中重度)(图 11-4),前庭功能正常;再次行腰穿示颅内压 200mmH_2O;常规示总细胞 40×10^6/L、单核细胞 80%、多核细胞 20%;生化示基本正常范围;革兰氏染色 + 抗酸染色 + 墨汁染色示均为阴性;脑脊液培养示阴性。

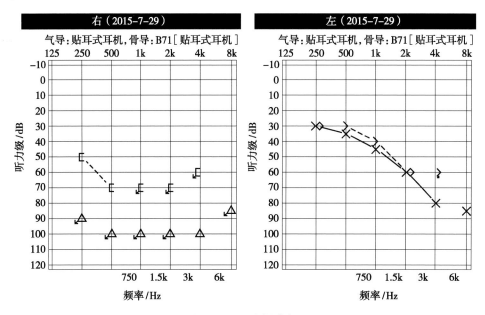

图 11-4　听力测试

（二）治疗过程

给予糖皮质激素甲泼尼龙 40mg，每日 1 次，静滴，2 天后患者头痛症状消失，继续糖皮质激素治疗，同时给予环磷酰胺 0.6g，患者结膜炎好转无反复，听力逐渐恢复，未再出现消化道症状；复查血常规白细胞逐渐恢复正常、CRP、ESR正常。

（三）随访

患者规律门诊复查，糖皮质激素逐渐减量至泼尼松 5mg，每日 1 次，口服维持，随访 5 年，病情稳定。

五、最后诊断及诊断依据

（一）最后诊断

Cogan 综合征（结膜炎、感音神经性耳聋）

（二）诊断依据

中年男性，病程 5 月余，以反复眼炎（结膜炎）起病，突发听力下降（双耳感音神经性耳聋），进而出现口腔、肛周及消化道溃疡并出血等血管炎的表现。患者以眼炎及前庭听功能受损为突出症状，伴有系统性血管炎的表现，符合 Cogan综合征的主要特点，排除感染等继发性血管炎和白塞综合征等原发性血管炎，使用糖皮质激素治疗后眼炎好转无反复，听力逐渐恢复，消化道溃疡愈合，经过5 年随访，患者病情稳定，故 Cogan 综合征诊断明确。

六、MDT 专家点评

（一）眼科

Cogan 综合征是一种罕见的自身免疫性疾病。特征性三联征：眼炎、前庭听觉障碍、系统性血管炎表现。眼部病变的典型表现为非梅毒性间质性角膜炎，该患者为结膜炎，似乎不太符合 Cogan 综合征眼部受累的典型表现，但是随着对 Cogan 综合征的逐步认识，最新的诊断标准将眼炎的范围扩大，包括角膜炎、虹膜睫状体炎、结膜炎、巩膜外层炎、前 / 后葡萄膜炎、视网膜血管炎、急性闭角型青光眼、视神经乳头炎、中央静脉阻塞、血管炎性视神经病变、视神经盘水肿等一系列病变。此外，结合患者耳部及全身症状综合分析，诊断需要考虑 Cogan 综合征。

（二）耳科

感音神经性耳聋是 Cogan 综合征的特征性表现，可以是突发或迅速进展的听力下降，通常累及双侧。该患者突发听力下降，且为感音神经性耳聋，需要考虑 Cogan 可能，结合患者眼部及消化道的表现，更明确该诊断。

（三）神经内科

小柳原田病是指主要表现为双眼弥漫性渗出性葡萄膜炎，同时伴有头痛、耳鸣、颈项强直及白发、脱发、白癜风等累及多器官系统的临床综合征，又称色素膜 - 脑膜炎、特发性葡萄膜大脑炎。该患者存在眼部病变及听力下降，需要考虑小柳原田病，但是小柳原田病不能解释患者的消化道出血，且该疾病多发生于青壮年，故目前依据不足。

（四）消化内科

该患者存在眼炎、感音神经性耳聋，进而出现口腔、肛周及消化道溃疡并出血，肠镜示全结肠溃疡性病变。从消化内科的角度分析，IBD 也需要考虑在鉴别诊断范围内。IBD 是一种全身性损害，而不是只局限于肠道，几乎全身各个器官都有可能被累及，IBD 肠外表现的发生率为 5%~40%。IBD 相关眼部表现的发生率约为 4%~12%，以结膜炎、表层巩膜炎、葡萄膜炎最为常见；有文献报道，IBD 也可出现感音神经性耳聋，其发生可能与自身免疫机制相关，结肠切除后仍可复发[5]。IBD 可以解释该患者的消化道病变、结膜炎及感音神经性耳聋。但是，IBD 相关神经系统表现发生罕见，周围神经病变最常见。该患者颅压高，表现为中枢神经系统受累，这是 IBD 不能解释的表现。Cogan 综合征作为一种综合征，是一大类疾病，而不是一种疾病，属于罕见病，有待进一步认识。

七、经验与体会

1. Cogan 综合征是一种罕见病，诊断罕见病首先需要满足其主要特点。Cogan 综合征的特征性三联征：眼炎、前庭听觉障碍、系统性血管炎表现，同时需要谨慎的排除其他疾病，才考虑诊断，并且需要在治疗和长期随访中进一步明确。

2. 该患者以头痛、发热为主诉就诊,眼红及听力下降容易被忽视,从而导致诊断困难。因此,详细的病史询问和仔细的体格检查是诊断疾病的基础。

(蒋 莹)

参考文献

[1] Norton EW, Cogan DG. Syndrome of nonsyphilitic interstitial keratitis and vestibuloauditory symptoms. Arch Ophthalmol. Am J Ophthalmol, 1959, 61 (5): 695.

[2] GRASLAND A, POUCHOT J, HACHULLA E, et al. Typical and atypical Cogan's syndrome: 32 cases and review of the literature. Rheumatology (Oxford), 2004, 43 (8): 1007.

[3] KESSEL A, VADASZ Z, Toubi E. Cogan syndrome: pathogenesis, clinical variants and treatment approaches. Autoimmunity Reviews, 2014, 13 (4–5): 351–354.

[4] VOLLERTSEN RS. Vasculitis and Cogan's syndrome. Rheum Dis Clin North Am, 1990, 16 (2): 433–439.

[5] WENGROWER D, KOSLOWSKY B, PELEG U, et al. hearing loss in patients with inflammatory bowel disease. Dig. Dis. Sci, 2016, 61 (7): 1–6.

病例 12 反复发热伴皮肤丘疹、结节、溃疡、化脓 10 年,真相是什么?

一、病史简介

(一)一般资料
女性,26 岁,湖南祁阳人,2016 年 8 月 15 日入院。

(二)主诉
反复发热伴皮肤丘疹、结节、溃疡、化脓 10 年,再发 6 天。

(三)现病史
患者于 2006 年起无明显诱因反复出现发热伴皮肤丘疹、结节、溃疡、化脓,先后 5 次入住皮肤科、风湿科、烧伤科(因右下肢溃疡迁延不愈行扩创封闭式持续负压引流术)住院诊治,住院期间溃疡脓液培养出金黄色葡萄球菌和缓症链球菌,皮肤活检示表皮坏死,真皮及皮下脂肪血管周围致密淋巴细胞、组织细胞、少许嗜酸性粒细胞浸润,个别中小血管内皮细胞肿胀,管壁纤维素样变性,诊断为"变应性血管炎"。每次予抗生素、糖皮质激素、环磷酰胺、沙利度胺治疗,体温可恢复正常,皮损痊愈,出院后均予泼尼松继续维持治疗。2011 年因贫血、粒细胞减少,脾大,多发浅表淋巴结肿大,被血液科诊断为"溶血性贫血、血红蛋白 H 病",予泼尼松治疗。此次于入院前 6 天再次复发,当时口服泼尼松 15mg/d 维持治疗。

（四）既往史和个人史

否认结核等传染病及密切接触史,否认食物药物过敏史,否认毒物接触史。

（五）月经史

停经 28 周 3 天。

（六）家族史

无。

二、入院检查

（一）体格检查

1. 体温 40℃,心率 124 次 /min,呼吸 25 次 /min,血压 104/60mmHg。

2. 皮肤黏膜色泽正常,无焦痂,四肢可见散在分布的红色斑丘疹,有融合,疹间皮肤正常,左足面可见点状溃疡,直径 2mm,表面无脓性分泌物,溃疡周围皮肤发红,有触痛,四肢可见较多圆形凹陷性瘢痕,部分有色素沉着,右下肢近踝关节可见长约 5cm 瘢痕（图 12-1）。

3. 神志清楚,颈部可扪及数个黄豆大小淋巴结,质软,无触痛,咽不红,扁桃体不大。

4. 双肺呼吸音粗,无啰音。心率 124~146 次 /min,律齐,无杂音。腹部较实际孕周偏小,无压痛反跳痛,肝脾扪及欠满意。

5. 指 / 趾甲真菌感染（图 12-1）。

6. 颈软,克氏征（－）、布氏征（－）、双侧巴氏征（－）。

7. 肛门外生殖器正常。

（二）实验室检查

1. 血常规 WBC 0.4×10^9/L, Hb 79g/L, PLT 202×10^9/L,中性粒细胞百分比 5.1%,淋巴细胞百分比 84.5%。

2. 尿常规 白细胞（＋）,蛋白（＋）。

3. 大便常规 +OB 正常。

4. 生化检查（肝功能、肾功能、血糖、血脂、心肌酶学）ALB 31g/L, GLO 26g/L,空腹血糖 7.14mmol/L,尿酸 496.7μmmol/L,余正常。

5. CRP 98mg/L, ESR 59mm/h, PCT 33.32ng/ml。

6. 病原学 梅毒、HIV、呼吸道九联、病毒性肝炎、病毒全套、寄生虫全套、结核抗体、PPD 皮试、T-SPOT 均为阴性。

7. 腹部彩超 肝光点粗,胆囊多发息肉样病变,右肾结石,右肾小囊肿,双肾实质声像改变,双肾集合系统分离。

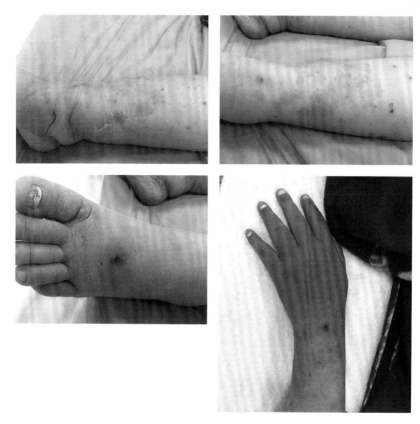

图 12-1 皮疹和灰指 / 趾甲

8. 胸片 肺部感染,不排除合并肺水肿,心影增大。

9. 肺部 CT 双肺多发结节及实变,双侧胸腔积液,心影增大,心包积液(图 12-2)。

10. 产科超声 宫内单活胎,ROP,胎儿偏小,胎儿心律不齐,心率增快,羊水偏少。

11. 骨髓细胞学检查 骨髓增生减低,粒系明显减少,中性粒细胞缺如,红系增生正常,淋巴增加,可见幼淋(2.5%),网状细胞(2.5%),吞噬细胞(2.5%),血小板成堆分布。血涂片白细胞分布减低,中性粒细胞缺如。

12. 心脏彩超 二、三尖瓣轻度反流,微量心包积液。

三、临床分析

(一)病例特点回顾

1. 年轻女性,妊娠晚期。

2. 长程反复发热。

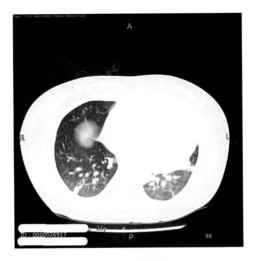

图 12-2 肺部 CT

3. 伴有皮肤多形性损害(丘疹、结节、溃疡、化脓、凹陷性瘢痕),多系统损害。

4. 发热时有乏力、食欲下降、全身不适,热退时明显缓解。

5. 中性粒细胞缺如,淋巴分类为主,贫血,PLT 正常。

6. PCT、CRP 等炎性指标升高。

7. 肺部多发病灶,多浆膜腔积液,骨髓细胞学异常改变。

8. 抗生素有一定疗效,解热镇痛药可短暂退热,需糖皮质激素和免疫抑制剂维持治疗。

9. 多次反复均发生在糖皮质激素减量或停药过程中。

(二)发热伴皮损诊断分析[1-4]

总结患者的病例特点,年轻女性,多年反复发热伴全身多形性皮损,多系统损害,再次发作时伴严重粒细胞缺乏,全身症状,炎性指标明显升高,骨髓细胞学异常改变,既往予抗生素、糖皮质激素和免疫抑制剂可控制病情。发热的原因分为感染性和非感染性,根据该患者的临床特点,其诊断分析如下。

1. 感染性疾病

(1)脓毒症

支持点:患者表现为高热伴感染中毒症状,存在长期使用免疫抑制剂、皮肤屏障功能受损、粒细胞缺乏的易感因素,PCT、CRP 等炎性指标显著升高,既往皮肤脓性分泌物曾培养出细菌和真菌,抗生素治疗有一定疗效。

不支持点:病程太长,反复发作,予糖皮质激素和免疫抑制剂可控制病情,停用后复发,qSOFA 评分仅 1 分。

(2)结核感染

支持点:ESR 增快,肺部多发病灶,胸腔积液,长期免疫抑制剂使用史。

不支持点：结核抗体、PPD 皮试和 T-SPOT 均阴性，糖皮质激素长期治疗并未导致病情加重。

（3）病毒感染

支持点：患者发热、皮疹，淋巴细胞分类为主，有多系统损害，需要考虑传染性单核细胞增多症。

不支持点：粒细胞缺乏，淋巴增殖不明显，病毒学指标阴性。

2. 非感染性疾病

（1）结缔组织疾病

1）自身免疫性疾病

支持点：发热、皮疹，感染中毒症状轻、多系统损害、糖皮质激素和免疫抑制剂治疗有效。

不支持点：自身抗体均阴性。

2）自身炎症性疾病[5-7]

支持点：发病年龄小，反复发热、皮疹、多系统损害，炎症因子显著增高，糖皮质激素治疗有效。

不支持点：无家族史。

（2）血液系统疾病

支持点：长程发热，皮疹，贫血，红细胞脆性增加，血红蛋白电泳 H 增高，粒细胞缺乏，骨髓出现幼淋、网状细胞和吞噬细胞，既往被诊断为血红蛋白 H 病。

不支持点：病程反复 10 年，但病情无进展，淋巴结、肝脾肿大等淋巴系统增殖现象不明显，无明显出血、消耗等表现，异常细胞比例未达标准。

四、进一步检查、诊治过程及随访

（一）进一步检查

1. PCT（ng/ml） 17.82（第 2 天）→ 9.1（第 3 天）→ 4.73（第 4 天）→ 6（第 6 天）→ 1.5（第 12 天）→ 0.05（第 14 天）。

2. 免疫全套 IgA 558mg/L、狼疮全套、血管炎三项、抗 CCP 抗体、ANCA、TnI、BNP、呼九联均正常。

3. 凝血功能 纤维蛋白原 8.77g/L（升高）、D- 二聚体 1.06ng/ml（升高）。

4. 复查乙型肝炎病毒、丙型肝炎病毒、艾滋病病毒、梅毒抗体、病毒全套均阴性。

5. 真菌感染 G/GM 试验阴性、皮肤分泌物涂片未见真菌。

6. 肥达 - 外斐反应 阴性。

7. 红细胞脆性 完全溶解 0.36%（升高），Ham's 试验阴性。

8. 营养性贫血 转铁蛋白减少，转铁蛋白饱和度降低，总铁结合力升高，未饱和铁结合力升高。

9. 骨髓活检 造血组织容量 <30%（造血组织 30%，脂肪组织 70%），呈骨髓增生低下，脂肪组织增生。造血组织粒、红系增生低下，两系以中晚阶段细胞为主，散在分布。巨核细胞 2~4 个 /HP，为多叶核。个别淋巴细胞、浆细胞可见。Gomori 染色（－），铁染色（－）。造血组织增生低下。

10. 血培养 3 次无菌生长。

11. 骨髓培养 无菌生长。

12. 痰培养 正常咽喉杂菌。

（二）治疗过程

首先予以美罗培南、利奈唑胺抗感染，继续口服泼尼松（15mg/d）抗感染，粒细胞集落刺激因子升白细胞，柴胡、泰诺辅以物理降温退热，低分子肝素钠抗凝、补液及对症支持处理。住院第 7 天患者仍高热，粒细胞不升，遂改为头孢哌酮钠舒巴坦钠、氟康唑、多西环素抗感染，加用静脉丙种球蛋白。住院第 11 天，患者仍持续高热，血象无改善，停用泰诺和多西环素，改泼尼松为地塞米松 10mg 静滴，继续予以头孢哌酮钠舒巴坦钠、氟康唑抗感染及对症支持治疗，当日起患者体温开始下降，逐渐正常，PCT、CRP、粒细胞逐渐恢复正常，皮疹逐渐愈合，症状消失，精神食欲改善，病情好转出院（图 12-3）。

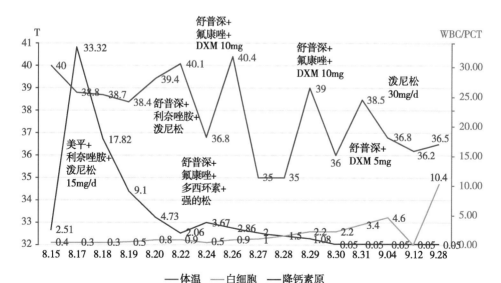

图 12-3 治疗过程中体温、血白细胞和降钙素原的消长

（三）随访

出院时继续口服泼尼松 30mg/d,每月减量 2.5mg,至 20mg/d 维持,出院 1 个月后经剖宫产术娩出一健康男婴,母子平安。出院后 4 个月复查,各项指标均正常,皮疹消退,灰指 / 趾甲较前好转(图 12-4)。

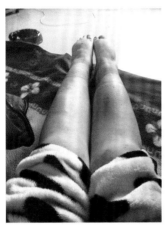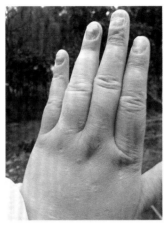

图 12-4　出院后 4 个月随访

五、最后诊断及诊断依据

（一）最后诊断

1. 自身炎症性疾病
2. 脓毒症
3. 粒细胞缺乏症
4. 皮肤指 / 趾甲真菌感染
5. 宫内妊娠 31 周 2 天(单活胎)
6. 右肾结石、右肾囊肿
7. 溶血性贫血、血红蛋白 H 病

（二）发热皮疹诊断依据

患者长程发热伴多形性皮疹,多系统损害,首次发病年龄小,再发表现为高热伴感染中毒症状。其粒细胞缺乏,长期使用免疫抑制剂,皮肤屏障功能受损,均是感染的易发因素,结合 PCT、CRP 等炎性指标显著升高,且抗生素治疗后炎性指标逐渐下降,说明存在感染,考虑"脓毒症"。但在炎性指标下降过程中,患者仍然高热,粒细胞不恢复,且多次血液体液骨髓细菌培养均阴性,用感染不能解释。结合其既往反复发作均可用糖皮质激素和免疫抑制剂控制,并需用泼尼松维持治疗,每次复发均发生在泼尼松减量或停用过程中,本次复发亦加大了糖皮质激素的剂量,病情最终得到缓解,需考虑存在非感染疾病。骨髓相关检查未发现血液系统疾病的明确证据,自身抗体均阴性,不支持自身免疫性疾病。反复发热伴皮疹考虑自身炎症性疾病为其原发病,在此基础上继发感染,严重感染导致骨髓抑制致粒细胞缺乏。

六、MDT 专家点评

(一)呼吸科

患者年轻女性,病程长达 10 年,累及多脏器系统,长期使用糖皮质激素治疗,病情无明显加重,消耗症状也不明显,用感染性疾病和肿瘤无法解释。其虽有贫血,但骨髓细胞学检查提示红系正常,贫血原因可能为溶血所致,根据其皮疹特点、病理检查提示血管周围淋巴细胞浸润,原发病需要考虑自身免疫性血管炎,并继发细菌感染,该病自身抗体的产生可干扰骨髓干细胞增殖,致粒细胞缺乏,多脏器损伤也可解释,治疗方案正确,但需要终身治疗。

(二)皮肤科

患者皮肤损害表现为丘疹、结节、脓疱、坏死和凹陷性瘢痕,无紫癜、外阴溃疡及关节痛,两次皮肤病理改变先后表现为表皮水肿坏死,继而增生肥厚,真皮层可见围绕血管壁的弥漫性淋巴细胞炎症浸润,少许嗜酸性粒细胞,个别小血管管壁纤维素样变性,无管腔闭塞、白细胞碎裂、肉芽组织增生,不符合"变应性血管炎"病理改变。体癣和手足癣均为典型改变。结合患者自身抗体阴性,炎症指标明显升高,糖皮质激素治疗有效,原发病考虑免疫相关性疾病或自身炎症性疾病可能性大,皮肤及血管炎改变为其中表现,可完善基因检测明确分型。

(三)风湿科

自身免疫性疾病各年龄均可发病,多伴自身抗体阳性,病情进行性加重,主要累及适应性免疫,为多基因病。该患者青少年期即起病,表现为反复发热、皮疹、多系统损害、淋巴结肿大、累及多个脏器,自身抗体阴性,但炎症因子显著增高,糖皮质激素治疗有效,诊断考虑"自身炎症性疾病"可能性大,又称"遗传性周期性发热综合征",是一组遗传性、复发性、炎症性、非侵袭性的疾病总称,为单基因病。该炎症无自身抗体的产生,由调节炎症基因的变异所致,使固有免疫失调,从而导致促炎细胞因子过度产生,引起的全身性和/或局部炎症。可借助基因检测加以明确。糖皮质激素、秋水仙碱、TNF 及 IL-1β 阻断剂常有较好的疗效。患者的临床表现和对糖皮质激素的治疗反应支持自身炎症性疾病。

(四)血液科

患者多次检查提示轻中度贫血、血小板正常,红细胞脆性增加,血红蛋白电泳 H 增高,A_2 和 F 正常,骨髓细胞学检查提示红细胞大小不一,网织红细胞百分比增加,伴脾大,Coomb's 试验和 Ham's 试验阴性,"血红蛋白 H 病"是明确的。患者此次虽表现为粒细胞严重缺乏,但反复发作的间歇期粒细胞完全正常,10 年病程中病情并未明显进展,经过控制感染、糖皮质激素的应用和刺激粒细胞增殖,各系均很快恢复正常,粒细胞缺乏考虑严重感染诱发的急性造血功能停滞所致。自身免疫性疾病也可以导致粒细胞缺乏,但血小板多同时下降,该患者不支持。患者在妊娠终止前血象已恢复正常,因此粒细胞缺乏与妊娠无关。其他伴有高热的淋巴瘤、多发性骨髓瘤、MDS、恶性组织细胞病等均为恶性程度很高、进展很快的血液系统疾病,白血病很容易通过骨髓细胞学检查诊断,该患者均不支持。

七、经验与体会

患者病史很长,反复发作,予抗生素和糖皮质激素可控制病情,间歇期予糖皮质激素可维持病情稳定,每次复发均发生在糖皮质激素减量或停用的过程中,因此,对于采用糖皮质激素长期维持治疗的自身炎症性疾病患者,在药物减量过程中应密切随诊,避免减量过快和停药。此外,对于涉及多学科的复杂性疾病,诊断时应避免惯性思维,不能简单采用一元论,应考虑更多可能的因素,加强多学科的合作,全面分析,综合治疗。

（欧阳奕）

参考文献

［1］ 万学红 . 诊断学 . 9 版 . 北京：人民卫生出版社,2018:8–12.

［2］ 李兰娟 . 传染病学 . 9 版 . 北京：人民卫生出版社,2018.

［3］ 李兰娟 . 感染病学 . 3 版 . 北京：人民卫生出版社,2015.

［4］ 张文宏,李太生 . 发热待查诊治专家共识 . 北京：中华传染病杂志,2017,11（35）：641–655.

［5］ ADRIANA AJ, SCOTT WC. Molecular mechanisms in genetically defined autoinflammatory diseases：disorders of amplified danger signaling. Annu Rev Immunol, 2015, 33（1）：823–874.

［6］ ADRIANA DJ, GOLDBACH MR. Genetically defined autoinflammatory diseases. Oral Diseases. 2016；22（7）：591–604.

［7］ CONTASSOT E, BEER HD, FRENCH LE, et al. Interleukin–1, inflammasomes, autoinflammation and the skin. Swiss Medical Weekly, 2012, 142（5）：w13590.

病例 13 乙肝患者全身无力之谜

一、病史简介

（一）一般资料

男性，17 岁，湖南怀化人，2012 年 3 月 1 日就诊于我院神经内科门诊。

（二）主诉

全身无力 13 年，加重 2 年。

（三）现病史

患者 2000 年无明显诱因逐渐出现食欲不佳、厌油，伴全身乏力，无发热、腹痛、皮肤黄染、肢体麻木疼痛、肉跳、吞咽及呼吸困难等不适，就诊于当地医院，查肝功能提示"转氨酶升高，乙肝表面抗原阳性"，诊断为"病毒性肝炎，乙型"，间断使用"拉米夫定 + 替比夫定"抗病毒治疗，自觉症状持续存在。为求进一步诊治，于 2010 年 9 月 13 日就诊我院感染科门诊，完善检验检查后，考虑诊断"病毒性肝炎，慢性重度，乙型"，给予恩替卡韦片 0.5mg，口服，每日 1 次，抗病毒治疗，苦参素片及甘草酸二铵护肝，此后一直在我院感染科门诊复诊，多次实验室检查提示肝转氨酶及心肌酶学升高（数值较 2010 年 9 月 13 日变化不大），乙肝病毒 DNA 定量提示病毒拷贝逐渐下降直至低于检测下限，但患者自觉全身乏力较前逐渐加重，出现上楼困难，蹲下站立费力，需旁人搀扶。2012 年 3 月 1 日再次感染科门诊复诊，乙肝病毒 DNA 定量（－），心肌酶学仍升高。于是前往我院神经内科门诊就诊。起病以来，患者精神、食欲一般，大小便正常，体重无明显改变。

（四）既往史

否认食物药物过敏史，否认毒物接触史，否认结核病及密切接触史。

（五）个人史及家族史

无特殊。

二、入院检查

（一）体格检查

1. 体温 36.5℃，心率 80 次 /min，呼吸 80 次 /min，血压 110/60mmHg。
2. 神志清楚，浅表淋巴结未扪及肿大。
3. 心肺腹查体无明显异常。
4. 专科检查：神志清楚，言语流利，精神智力粗测正常，颅神经（－）。双侧翼状肩胛,双上肢近端肌力4级,远端5级。双下肢近端3级,远端5级。腰带肌3级,颈肌2级,肩胛肌4级。四肢肌张力正常。双上肢近端肌萎缩(+),远端正常。双下肢近端肌萎缩(++),双下肢远端正常。四肢腱反射减低。病理征(−),鸭步,Gowers(−)。

(二)实验室检查

2010年9月13日

1. 血常规　WBC 13.9×10⁹/L↑,Hb 161g/L↑,PLT 316×10⁹/L↑。

2. 肝功能+心肌酶　TP 83g/L↑,GLO 35.1g/L↑,ALT 221IU/L↑,AST 410IU/L↑,LDH 884.3IU/L↑,CK 2 868.9IU/L↑↑,CK-MB 43IU/L↑,Mb 295.2μg/L↑。

3. 乙肝两对半　HBsAg(+),HBeAg(+),HBcAb(+);乙肝病毒DNA定量:8.72×10⁷↑。

4. 凝血功能(−);狼疮全套(−);心电图及腹部超声未见明显异常。

2012年3月1日

5. 肝功能+心肌酶　ALT 169.5IU/L↑,AST 452.5IU/L↑,LDH 710IU/L↑,CK 2 555.6IU/L↑↑,CK-MB 31.5IU/L↑,Mb 259.7μg/L。

6. 肌电图　肌源性损害。

7. 空腹血糖　5.1mmol/L。

8. 甲状腺功能三项(−)。

三、临床分析

(一)病例特点回顾

1. 17岁,男性,病程13年。

2. 儿童期发病,缓慢进展。

3. 表现为进行性加重的全身无力,运动不耐受。

4. 有乙肝病毒感染多年,一直服用抗病毒药物。

5. 查体提示椎旁肌轴向及四肢近段肌无力明显,有近端肢体肌萎缩。

6. 心肌酶学持续升高,以CK升高最为显著。

7. 肌电图提示肌源性损害。

(二)诊断分析

1. 定位分析　综合临床表现及肌电图结果,定位在肌肉。

2. 定性分析　从MIDNIGHTS原则分析,主要包括代谢性、炎性、变性、肿瘤、感染、内分泌、遗传、中毒、血管病几个方面。

综合该患者病史特点,首先排除肿瘤,感染、血管病;其次关于中毒,患者虽然有服用替比夫定、拉米夫定病史,但从病史看,有诸多不支持点,所以中毒性疾病也排除。剩下几大类中,神经内科诊断更倾向遗传及代谢性疾病,主要有以下几类。

(1)先天性肌病:支持点为进行性近端肌无力,肌电图示肌源性损害;但该疾病一般为新生儿或婴幼儿发病,发病年龄更早,且该疾病有一个显著特点为症状相对稳定,一般无进行性加重,这些特点本病例不符合。

(2)肢带型肌营养不良:共性为都有进行性近端肌无力,肌电图示肌源性损害,但肢带型肌营养不良一般以骨盆带肌无力为主,该患者表现为明显躯干轴向肌无力,颈无力明显;且该患者CK值一般在1 000~2 000IU/L,无显著升高,这些特点不支持肢带型肌营养不良诊断。

(3)多发性肌炎:一般分为急性和慢性,该患者从病程看不符合急性肌炎特点;慢性多发性肌炎,可以表现为慢性病程,CK值轻度升高或正常,但慢性多肌炎一般发病年龄偏晚,多为成年后发病,且病程不会达到10余年,故不支持。

(4)代谢性肌病:主要包括糖原累积病,脂质沉积症,线粒体肌病。因为均为能量代谢途径受累,故有一些共性,包括进行性肌无力,运动不耐受等特点,同时因为累及不同代谢途径,又都有自己的个性:糖原累积病多累及肌肉和肝脏,表现为进行性肌无力,运动不耐受,根据不同的临床分型,可伴有肝脏肿大,心肌及呼吸肌累及,内分泌异常等,肌肉病理显示肌纤维内大量糖原颗粒聚集(PAS染色阳性);肢带型线粒体肌病的肌肉萎缩和呼吸肌无力程度相比较轻,多无肝脾增大,而血乳酸增高和运动试验后乳酸水平明显升高,肌肉病理显示破碎红纤维和细胞色素C氧化酶阴性肌纤维;脂质沉积症多以运动不耐受和波动性肌无力为主,肌肉病理显示肌纤维内大量油红染色阳性的脂滴。

总体来说,从临床上看,代谢性肌病的临床表现有时会有一些重叠,故较难单纯从临床表现上区分。主要依赖肌肉病理及进一步基因检测。因此神经内科初步诊断:①全身无力查因,代谢性肌病可能性大;②病毒性肝炎,慢性,乙型。下一步处理:肌肉活检病理检查及基因检测。

3. 各亚专科分析

(1)神经内科

诊断分析:①患者有明确乙肝病史,但乙肝不能解释该患者全部症状,患者经抗病毒后病毒DNA已逐渐降至正常,但肌无力仍在进行性加重;而且乙肝相关肌无力不会引起肌萎缩及肌电图肌源性损害,考虑乙肝为干扰项;②从神经科定位来看包括上运动神经元,脊髓前角,周围神经,神经肌肉接头及肌肉疾病。从表13-1总结来看,该疾病定位在肌肉;定性诊断包括遗传性肌病、先天性肌病、炎性肌病、内分泌肌病、离子通道病、中毒性肌病、代谢性肌病。遗传性肌病,主要包括遗传性肌营养不良、面肩肱型肌营养不良、肢带型肌营养不良、眼咽型肌营养不良、强直性肌营养不良,该患者对这些疾病均有明显不支持点。先天性肌病,一般发病年龄偏小,有特殊容貌(细长脸、眼睑下垂、逆 V 型嘴),且常合并严重的关节挛缩、畸形,该患者均无。炎性肌病,支持点为有血象高,乙肝患者多合并结节性多动脉炎;不支持点为起病形式,首发症状及其他脏器的受累情况。内分泌肌病,不支持点该患者甲状腺功能正常,且缺乏内分泌原发病的表现。中毒性肌病,该患者确实长期使用替比夫定、拉米夫定病史,是否为导致的横纹肌溶解综合征的原因?从病史看该患者有诸多不支持点,包括换药后肌无力症状无缓解、无明显肌痛、少尿、肌红蛋白尿、无 CK 值的急剧增高等,故不支持。代谢性肌病,主要包括糖原累积病、脂质沉积肌病、线粒体肌病,该患者从临床表现及实验室检查看,比较支持代谢性肌病的诊断。故考虑初步诊断:①代谢性肌肉可能性大,炎性肌病待排除;②病毒性感染,慢性,乙型。

表 13-1　神经系统定位分析特点

项目	上运动神经元	脊髓前角	周围神经	神经肌肉接头	肌肉
肌力	↓	↓	↓	↓	↓
肌张力	↑	↓	↓	↓	正常或↓
不随意运动	-	肌肉震颤	-	-	-
腱反射	↑	↓,-	↓,-	正常	正常
病理反射	+	-	-	-	-
感觉障碍	+	-	+	-	-
肌电图	神经源性损害	神经元传导速度减慢,失电位	神经源性损害	重复电刺激阳性	肌源性损害

(2)内分泌科:病史回顾及病例特点总结同前,从内科角度,考虑代谢性肌病可能性大。代谢性肌病主要包括四大类:糖原及糖代谢障碍(代表为糖原累积病)(表 13-2),脂肪代谢障碍(代表为脂质沉积症)(表 13-3),线粒体肌病,蛋白质氨基酸代谢障碍(表 13-4)。故诊断考虑:①乏力查因,糖原累积病Ⅱ型可能性大,药物性肌病待排;②病毒性肝炎,慢性,乙型。进一步处理,肌肉活检及基因检测。

表 13-2 糖原累积病主要类型的临床特点

项目	I型	II型（晚发型）	III型	IV型	V型
缺陷酶	葡萄糖-6-磷酸酶	酸性α-糖苷酶	糖原脱支酶	糖原分支酶	肌肉磷酸化酶
起病年龄	婴幼儿	儿童或成人	儿童	婴儿及儿童	15岁前发病
肌无力特点	骨骼肌受累少	进行性四肢近端肌、呼吸肌	进行性近端、远端均可累及	致命性神经肌肉表现	运动不耐受、再振作现象
其他表现	频繁低血糖、高脂血症、高乳酸血症、肾功能不全、肝腺瘤	轻度肝脏肿大、肝功能异常、心功能异常	肝脏肿大明显、频发低血糖	肝硬化、腹水、心肌病、反复心衰发作	横纹肌溶解、肾功能不全
肌酸激酶	轻度升高	轻中度升高	升高	升高	升高
肌电图		肌源性损害	肌源性损害	肌源性损害	肌源性损害
肌肉病理	大量空泡，内有糖原沉积	大量空泡，内有糖原沉积	肌纤维浆膜下大片 PAS 阳性空泡	肌纤维有大量淀粉酶抵抗的酸性 Schiff 阳性物质堆积	肌纤维浆膜下大片 PAS 阳性空泡，可被淀粉酶消化
基因检测	G6PC	GAA	AGL	PYGL	PYGM

表 13-3 脂质沉积症主要类型临床特点

	晚发型酰基辅酶 A 脱氢酶缺乏症	原发性系统性肉碱缺乏	中性脂肪沉积症
起病年龄	10~40 岁好发	任何年龄	中年多见
肌无力	起病隐匿,波动性,可自发缓解,近端四肢肌和躯干肌	易疲劳,肌张力减退	起病隐匿,缓慢进展,近端远端肌均可受累
其他临床表现	可伴脂肪肝,低血糖,代谢酸中毒	肝肿大,心肌病,低血糖	肝功能受损,高脂血症,糖尿病,神经性耳聋
肌酸激酶	对应临床症状呈波动性	升高	轻中度升高
肌电图	肌源性损害	肌源性损害	肌源性损害
肌肉病理	肌纤维内可见明显脂质沉积	肌纤维内可见明显脂质沉积	肌纤维内可见明显脂质沉积
质谱分析	肉碱水平降低,所有长度的脂酰肉碱升高,戊二酸尿	血及肌肉肉碱明显降低	血酰基肉碱和尿有机酸分析无异常
基因缺陷检测	*ETFDH/ETFA/ETFB*	*SLC22A5*	*PNPLA2*

表 13-4 线粒体肌病及蛋白质氨基酸代谢障碍肌病临床特点

项目	线粒体肌病	蛋白质氨基酸代谢障碍
发病年龄	儿童或青少年	婴幼儿
临床表现	四肢近端无力 运动不耐受	肌张力低下 运动延缓 随意运动障碍
	多伴有复杂多系统受累	代谢性酸中毒 低血糖、尿酮阳性、血酮阳性
心肌酶	轻中度升高	正常或轻度升高
肌电图	肌源性损害	可呈肌源性损害
诊断	肌活检、基因检测	血尿质谱分析、基因检测

上述几种疾病的鉴别诊断见表 13-5。

表 13-5　主要疾病的鉴别要点

项目	糖原累积病 Ⅱ 型 （晚发型）	肌营养不良	药物性肌病 （线粒体活性异常）
起病年龄	儿童或成人	儿童或成人	任何年龄
肌无力表现	进行性肌无力,对称四肢 近端肌	进行性肌无力,可出 现四肢近端肌萎缩	肌肉酸痛,可有四肢 近端肌肌无力
系统症状	肝功能异常 心脏功能异常	无,部分可有心脏受 累	消化道症状 心肌受累
心肌酶谱	升高	明显升高	升高
肌电图	肌源性损害	肌源性损害	肌源性损害
肌肉活检	大量空泡,内有糖原沉积	肌纤维大小不等,可 见萎缩肌纤维,伴肌 纤维变性、坏死	肌纤维变性、坏死
肌肉磁共振	T_1 正常,短时间反转恢复 序列（STIR）水肿	选择性脂肪浸润	

（3）消化科:病例特点回顾如前,该患者比较突出的表现有酶学增高,ALT 主要存在于肝细胞浆内,是肝功能损害最敏感的检测指标;AST 主要存在于组织细胞中,其中心肌细胞中含量最高,其次为肝脏,血清中含量极少;CK 通常存在于动物的心脏、肌肉以及脑等组织的细胞浆和线粒体中。该患者乙肝诊断明确,乙肝病毒具有明显嗜肝性,但同时也有一定的泛嗜性,即对其他脏器也有一定影响,包括乙肝相关糖尿病,乙肝相关胃病都有相关文献报道,但乙肝病毒对于肌肉损伤较少。同时该患者有服用拉米夫定、替比夫定药物史,该类核苷类药物在服用过程中有 8%~12% 的患者可出现肌酶增高,但药物引起的肌酶增高一般无明显临床症状,且停药后肌酶会逐渐下降。而该患者在换用恩替卡韦后,肌无力症状仍在进行性加重,且肌酶无明显下降。综合以上考虑,该患者乙肝的诊断明确,但仅用一元论不能解释该患者所有症状,故考虑除乙肝外还有其他疾病。综合临床表现及相关实验室检查,考虑肌病。肌病主要包括两大类,主要包括神经肌肉接头病变及肌肉肌病。该患者的相关分析前面已较多,我科目前诊断考虑代谢性肌病,糖原累积病可能性大,多发性肌炎待排;病毒性肝炎,慢性,乙型。

四、进一步检查、诊治过程及随访

（一）进一步完善

肌肉活检病理检查结果提示 HE 染色、NADH 染色及 Gomori 染色显示大量空泡,酸性磷酸酶染色提示酶活性明显升高,PAS 染色显示大量染色阳性颗粒；基因检测提示 *GAA* 基因的内含子和外显子区域各发现一处杂合突变位点（c.-32-13T>G），已报道为Ⅱ型糖原累积病致病性突变。

（二）治疗过程

于 2010 年 9 月 13 日就诊我院感染内科门诊，考虑诊断"病毒性肝炎，慢性重度，乙型"，给予恩替卡韦片，0.5mg，口服，每日 1 次，抗病毒治疗，苦参素片及甘草酸二铵护肝治疗。

（三）随访

患者规律门诊复查。

五、最后诊断及诊断依据

（一）最后诊断

1. 糖原累积病Ⅱ型
2. 病毒性感染，慢性，乙型

（二）诊断依据

17 岁男性，病程 13 年，渐起食欲不佳、厌油，伴全身乏力，经抗病毒治疗后症状进行性加重。查体提示椎旁肌轴向及四肢近段肌无力明显，有近端肢体肌萎缩。实验室检查提示心肌酶学持续升高，以 CK 升高最为显著，停抗病毒药物后症状及肌酶升高无好转。肌电图提示肌源性损害。肌肉病理及基因检测符合Ⅱ型糖原累积病改变。

六、MDT 专家点评

（一）内分泌科

结合患者病例特点及相关辅助检验检测结果，该患者肌病诊断相对确定，肌病的定义为神经肌肉接头及肌纤维本身病变所导致的一类疾病。肌肉疾病与内分泌科联系密切的为代谢性内分泌性疾病，常见的有垂体、甲状腺、甲状旁腺、肾上腺等内分泌功能异常导致的肌肉损害（如甲状腺肌病），另一类为原发性遗传性代谢异常所致的肌肉损害，包括糖和糖原、脂代谢和蛋白质氨基酸代谢障碍、核苷酸及线粒体异常，如前所述糖原及糖代谢障碍（代表为糖原累积病）、脂肪代谢障碍（代表为脂质沉积症）、线粒体肌病、蛋白质氨基酸代谢障碍等。代谢性肌病的共同特点包括运动耐受不能、肌无力、肌红蛋白尿等为特征。主要临床特点包括骨骼肌功能障碍：如运动不耐受，肌肉痉挛性疼痛；可伴或不伴其他脏器功能障碍，肌酶谱和肌电图常提示肌源性损害，确诊需病理检查，具体分型需生化和基因检测。糖原累积症又称糖原贮积症，是糖原合成和分解所需的酶遗传性缺陷，临床有多种类型，肝脏和肌肉最易受累，低血糖症和 / 或肌无力几乎是所有类型共有的临床表现（表 13-6）[1-2]。绝大多数分型都有低血糖，但也有一些类型血糖是正常的,如Ⅱ型,血糖可以是正常的[3]。综上所述,目前该患者考虑糖原累积病,Ⅱ型可能性大。

表 13-6　糖原累积病分型

	缺陷酶的名称	基因名称	基因定位
0 型	糖原合酶	*Gys2*	12p12.2
Ⅰ型 A	葡萄糖 -6- 磷酸酶	*G6PC*	17q21
Ⅰ型 B	葡萄糖 -6- 磷酸移位酶	*G6PT1*	11q23
Ⅰ C	磷酸 / 焦磷酸移位酶	*G6PT2*	11q23.3-q24.2
Ⅰ D	葡萄糖转运蛋白		
Ⅱ型(pompe 病)	酸性 α- 糖苷酶	*GAA*	17q25.2-q25.3
Ⅲ型 A	糖原脱支酶	*AGL*	1p21
Ⅲ型 B(Cori 病)	糖原脱支酶	*AGL*	1p21
Ⅳ型(Anderson 病)	糖原分支酶	*PYGL*	3p14
Ⅴ型(McArdle 病)	肌肉磷酸化酶	*PYGM*	11
Ⅵ型	肝脏磷酸化酶	*PYGL*	14q21-11q22
Ⅶ型(Tarui 病)	磷酸果糖激酶	*PFK-M*	1cent-1q32
Ⅷ型	磷酸甘油转换酶	*PGAM-2*	7
Ⅸ型	心脏磷酸化酶激酶 β 亚基	*PHK B2*	16q12-q13
	肝脏磷酸化酶激酶 α 亚基	*PHK A2*	Xp22.1-Xp22.2
	睾丸 / 肝磷酸化酶激酶 γ 亚基	*PHK G2*	16p11.2-16p12.1
Ⅹ型	葡萄糖转运蛋白	*SLC2A2*	3q

(二)消化内科

疑难病例分析,首先注意发病年龄及性别,该患者为儿童期发病,那么考虑遗传性疾病更多,而不考虑先天性疾病。该病例分两个阶段,第一阶段在2010~2012 年,主诉为食欲下降,全身乏力,抽血查提示乙肝病毒感染,乙肝大三阳,病毒一直在复制,乙肝患者确实有食欲下降、全身乏力,因此该阶段一直在进行抗病毒治疗是没有问题的。经过积极抗病毒治疗后,该患者的病毒 DNA 定量逐渐转阴,但乏力还在进行性加重,而且 CK 无明显下降,转氨酶也继续偏高。因此传染科医生认为,患者全身乏力不能用乙肝完全解释,建议进一步看神经内科门诊。神经内科进一步完善肌电图,提示肌源性损伤。关于肌源性疾病,前面已做详细讲述。进一步进行肌肉活检及基因检测,具体诊断及分型就水落石出。

(三)传染病科

该患者病例特点为乏力,肝酶升高。对于疾病的诊断,我们遵循的原则首先考虑一元论,所有的症状能用一个疾病解释的尽量用一个疾病解释。所以该患者初始就诊我院,主要表现为食欲下降、乏力,肝功能检查提示转氨酶升高,乙肝病毒 DNA 定量阳性,考虑乙肝。但该患者病例还是有一定的特点,首先转氨酶的升高 AST 较 ALT 更明显,一般情况下肝脏损害以 ALT 升高更为明显,在肝脏严重受损,肝纤维化较明显时可以出现 AST 较 ALT 升高更为明显。该患者 17 岁时就诊我院时无肝硬化的表现,血常规提示血小板升高,因此无明显肝硬化证据。乙肝病毒感染不仅仅有嗜肝性,还有泛嗜性,甚至全身免疫性疾病,因此该患者在早期进行抗病毒治疗是可以的。此外,该患者有服用拉米夫定、替比夫定药物史,该类核苷类药物可以出现肌酶增高,但药物引起的肌酶增高引起全身严重乏力的很少,且一般停药 1 个月后肌酶基本能恢复正常。该患者不好解释的是进行 2 年正规抗病毒治疗后,乙肝病毒复制得到了控制,但全身乏力仍然在加重,肌酶也没有明显下降,因此一元论不能解释该患者的临床表现,考虑二元论。综合相关病例特点及实验室检查,考虑糖原累积病。在此情况,提醒以下广大临床医生,乙肝是我国非常常见的疾病,和其他疾病同时存在的可能性很大,很多内科治疗可能会影响乙肝病毒复制,因此内科医生在进行相关免疫抑制相关治疗或药物可能影响肝脏功能时,注意提前进行乙肝病毒检查。

(四)神经内科

肌肉疾病是指骨骼肌本身的原发性疾病,常见的肌肉疾病包括获得性炎性肌病及遗传性肌病,如肌营养不良、代谢性肌病、先天性肌病、肌原纤维病等。主要的临床表现为肌无力、肌肉容积改变、肌肉疼痛和肌肉痉挛、肌肉强直、运动不耐受。内科系统疾病常常伴有肌病表现,包括风湿科的很多疾病如类风湿关节炎、皮肌炎、系统性红斑狼疮、血管炎等,还有内分泌科的甲亢、甲状腺功能减退及副肿瘤等。同时一些内科治疗,如皮质类固醇治疗也可以出现相关肌病表现,肌肉疾病常伴有其他系统损害,包括炎性肌病有心肌损害,肌营养不良可以有心肌损害,强直性肌营养不良可以有秃顶、内分泌、白内障、心律失常、先天性疾病有心肌、骨骼、关节的改变,肌原纤维病有心肌、呼吸肌、骨骼关节的受累。下面我们重点关注一下代谢性肌病(包括糖原累积病、脂质沉积症、线粒体肌病)(表 13-7,表 13-8,表 13-9)[4-8],该类疾病与内科系统联系确实更为紧密,均可有内科器官的累及。

关于肌病的诊断流程,基因检测一般不用于肌病的直接诊断,一般首先根据临床、电生理、生化、肌肉影像及肌肉病理,其中肌肉病理非常重要,最后才考虑基因检测。个别肌病临床特点非常突出,可以考虑从临床直接跳到基因检测,如面肩肱型肌营养不良;电生理考虑肌源性损害的需要进一步病理检查,进行下一步大体方向指导,进而进行下游基因检测。

表 13-7 糖原累积病分型及肌肉外器官累及[1-2]

分型	累及肌肉外的其他脏器
0	低血糖,脑
I	肝,肾,小肠,低血糖
II	肝,心脏,平滑肌
III	肝,周围神经,低血糖,心脏
IV	肝,心脏
V	心脏
VI	肝,低血糖
VII	红细胞,心脏,消化道,中枢神经系统
VIII	肝,心脏,低血糖
IX	肝,红细胞,中枢神经系统,低血糖
X	肝,低血糖
XI	皮肤
XII	红细胞
i	无
ii	无
iii	心脏

表 13-8 脂质沉积症分型及肌肉外器官累及[6]

分型	累及脏器
原发性肉碱缺乏	低血糖,脑病,肝大,心肌病,肌病
肉碱脂酰转移酶 I 缺陷	低血糖,肝大
肉碱脂酰转移酶 II 缺陷	新生儿型:大脑发育异常,呼吸窘迫,心律失常,心衰
	婴儿型:肝衰竭,低血糖,心肌病
	晚发型:阵发性横纹肌溶解,运动后肌痛
肉碱 – 乙酰肉碱转位酶缺陷	低血糖,高血氨,肝功能受损,心肌病,肌病
极长链乙酰辅酶 A 脱氢酶缺陷	阵发性横纹肌溶解,心脏扩大,肝大,低血糖
长链乙酰辅酶 A 脱氢酶缺陷	低血糖,肝衰竭
中链乙酰辅酶 A 脱氢酶缺陷	阵发性低血糖昏迷,肝脂肪变性
短链乙酰辅酶 A 脱氢酶缺陷	婴儿型:代谢性酸中毒,发育迟滞,癫痫,肌病;
	成人型:单纯肌病

续表

分型	累及脏器
多种乙酰辅酶 A 脱氢酶缺陷	新生儿型:松软儿,呼吸窘迫,汗脚味,肝大; 晚发型:进行性近端肌无力,运动不耐受
中性脂肪酸沉积症伴肌病	心肌病,肌病
中性脂肪酸沉积症伴鱼鳞病	心肌病,肝大,肌病,鱼鳞病

表 13-9　线粒体病肌肉外器官累及[5-7]

疾病名	遗传方式	临床表现
线粒体神经胃肠脑病	常隐	白质脑病,假性肠梗阻,周围神经病,眼外肌麻痹,肌病
慢性进行性眼外肌麻痹伴肌病	常显、母系	眼外肌麻痹,视网膜色素变性,心脏传导阻滞,共济失调
Pearson 病	散发	铁粒幼红细胞性贫血,胰腺外分泌功能异常

七、经验与体会

糖原累积病是一种罕见的神经科疾病,表现为进行性全身无力、运动不耐受、病变多累积肝脏和肌肉。除了神经系统外,还常常累及其他脏器,如肝脏、心脏、呼吸道、内分泌等,常常就诊于内科系统。该疾病合并有肝脏其他疾病时尤其容易被忽视。当考虑糖原累积病时,需要进一步进行肌肉活检病理学检查及基因检测以明确。

（周瑾瑕）

参考文献

［1］ GREENE HL. Glycogen storage disease. Seminars In Liver Disease, 1982, 2（4）: 291–301.

［2］ SHIN YS. Glycogen storage disease: clinical, biochemical, and molecular heterogeneity. Seminars in Pediatric Neurology, 2006, 13（2）: 115–120.

［3］ CHIEN YH, HWU WL, LEE NC . Pompe disease: early diagnosis and early treatment make a difference. Pediatrics & Neonatology, 2013, 54（4）: 219–227.

［4］ ANGELINI C. Spectrum of metabolic myopathies. Biochimica et Biophysica Acta, 2015, 1852（4）: 615–621.

［5］ PFEFFER G, CHINNERY PF. Diagnosis and treatment of mitochondrial myopathies. Annals of Medicine, 2013, 45（1）: 4–16.

［6］ SAINICHOHAN HK, MITCHELL RW, VAZ FM, et al. Delineating the role of alterations in lipid metabolism to the pathogenesis of inherited skeletal and cardiac muscle disorders: thematic review series: genetics of human lipid diseases. Journal of Lipid Research, 2012, 53(1): 4.

［7］ SHARP LJ, HALLER RG. Metabolic and mitochondrial myopathies. Neurologic Clinics, 2014, 32(3): 777-799.

［8］ SMITH E C, ELGHARBAWY A, KOEBERL D. Metabolic myopathies: clinical features and diagnostic approach. Rheumatic Disease Clinics of North America, 2011, 37(2): 201-217.

病例 14　桂圆中毒　惊心动魄

一、病史简介

（一）一般资料

青年女性,湖南长沙,2015 年 9 月 12 日入住湘雅医院急诊科。

（二）主诉

全身乏力、吞咽困难 2 天余。

（三）现病史

家属代诉患者及患者女儿于 2015 年 9 月 10 日进食桂圆后出现呕吐及腹泻（同食者有类似症状）,就诊于长沙市某医院,予以输液治疗后呕吐、腹泻好转,但患者开始出现全身乏力、吞咽困难,咳嗽咳痰无力,予以雾化、吸痰后症状无明显缓解。为求进一步诊治,遂于 9 月 12 日收入我院留观室,病情恶化,出现呼吸费力,于 9 月 13 日 15 时 50 分转入 EICU。自发病以来,食纳差,精神尚可,睡眠一般,体重较前无明显减轻。

（四）既往史、个人史、家族史

无特殊。

二、入院检查

（一）体格检查

1. 体温 36.6℃,脉搏 86 次 /min,呼吸 24 次 /min,血压 115/78mmHg。

2. 神志清楚、急性面容,脸部潮红。

3. 鼻唇沟变浅,双睑下垂,双眼球各方向运动受限,抬额、皱眉无力,伸舌无力,双侧咽反射消失。

4. 心肺查体无明显异常。

5. 腹软,无压痛及反跳痛,肠鸣音弱。

6. 四肢肌力 3 级,肌张力低,四肢腱反射消失,病理征未引出。

（二）实验室检查

1. 血常规（2015 年 9 月 12 日）WBC 6.9×10^9/L，RBC 3.97×10^{12}/L，Hb 118g/L，PLT 237×10^9/L，中性粒细胞百分比 77.5%。

血常规（2015 年 9 月 13 日）WBC 6.8×10^9/L，RBC 4.14×10^{12}/L，Hb 123g/L，PLT 185×10^9/L，中性粒细胞百分比 71.9%。

2. 肝功能（2015 年 9 月 12 日）TP 63.1g/L，ALB 36.5g/L，GLO 26.6g/L，TBIL 11.8μmol/L，DBIL 5.0μmol/L，ALT 8.5IU/L，AST 17.5IU/L。

肝功能（2015 年 9 月 13 日）TP 55.6g/L，ALB 23.7g/L，GLO 31.9g/L，TBIL 21.1μmol/L，DBIL 10.2μmol/L，ALT 19.3IU/L，AST 20.4IU/L。

3. 尿常规、肾功能、电解质、心肌酶、血糖、血乳酸、心肌酶、CRP、血气分析均是阴性。

4. 腰穿 颅内压 140mmH$_2$O，常规示清亮透明，潘氏阴性，WBC 2×10^6/L，生化检查示微量蛋白 0.66g/L，墨汁染色示阴性，革兰氏染色示阴性，抗酸染色示阴性。

5. 胸片 ①考虑左下肺野感染；②心影稍大。

6. 腹部泌尿系彩超 未见明显异常。

7. 外院头部 CT 未见明显异常。

8. 头颅磁共振平扫 + 增强 +DWI 左侧上颌窦、双侧筛窦炎。

三、临床分析

（一）病例特点回顾

症状：

1. 急性起病，发病前进食桂圆，以消化道症状起病，同食者出现相同症状。

2. 神经系统症状最为明显，全身肌肉受累，眼肌、咽部肌肉、呼吸肌、全身肌肉对称性弛缓性麻痹，表现为吞咽困难、呼吸费力及四肢乏力。

体征：

急性面容，双睑下垂，双侧眼球各项运动受限。鼻唇沟变浅，抬额皱眉无力，伸舌无力，四肢肌力 3 级，肌张力低，腱反射消失，无病理征，无感觉障碍。

辅助检查：

1. 脑脊液微量蛋白轻度升高，细胞数正常。

2. 头颅磁共振和 CT 无明显异常。

（二）诊断分析

总结患者的病例特点，青年女性，急性起病，发病前进食桂圆，以消化道症状起病，同食者出现相同症状，神经系统症状最为明显，表现为吞咽困难、呼吸费力及四肢乏力，脑脊液微量蛋白轻度升高，细胞数正常，根据该患者的临床特点，诊断分析如下（图 14-1）。

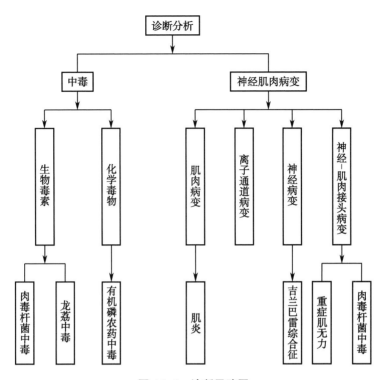

图 14-1 诊断思路图

1. 肉毒杆菌中毒 肉毒杆菌为严格厌氧的革兰氏阳性梭状芽孢杆菌。生物分型 A、B、Ca、Cb、D、E、F、G，引起人类疾病的主要是 A、B、E 型[1]，偶有 F 型，对神经组织亲和力最强的为 A 型，死亡率最高。

特点及作用机制：主要经消化道吸收[2]，对酸稳定，胃肠道不能灭活，作用于神经 – 肌肉接头，阻止乙酰胆碱释放，全身肌肉松弛性麻痹。

临床表现：舌咽部症状，表现为张口、咀嚼、吞咽困难、不能鼓腮、鼻唇沟变浅、言语不清、构音不良、失声、咽干、咽喉部紧缩感；呼吸肌受累，表现为胸闷、憋气、发绀，周围性呼吸衰竭；婴儿中毒可出现便秘、吮乳无力、食欲下降、发育停滞、猝死等。

临床类型：轻度（仅有眼肌受累），中度（口咽部肌肉受累），重度（呼吸肌受累）。

诊断依据：根据病史，患者摄食可疑食品，一人以上发病；潜伏期短至 2h，长至十几天，潜伏期愈短病情愈重；典型症状为复视、构音、发声和吞咽困难等延髓麻痹症状，无感觉障碍，意识清楚，通常不发热，但患者诊断该病还需获得实验室依据。

2. 龙荔中毒 龙荔别名疯人果，和桂圆比较相似，它的外壳较龙眼平滑，没有真桂圆的鳞斑状外壳，果肉粘手，不易剥离，也没有龙眼肉有韧性，仅有些许带有苦涩的甜味。龙荔的果肉果核均有毒,尤其是果仁毒性更大,如果误食会造成头痛恶心、中毒性精神病,甚至还会造成生命危险。

3. 有机磷农药中毒　有暴露史,体液中可检测到过量的化学药物[5]。

4. 吉兰巴雷综合征　是一种免疫介导的多发性神经病,主要病变为多发神经根和周围神经节段性脱髓鞘,多数患者起病前 1~3 周有呼吸道或胃肠道感染的症状[3],急性起病,病情多在 2 周左右达到高峰。

首发症状常为四肢远端对称性无力,很快加重并向近端发展,可涉及躯干和颅神经,严重病例可累及肋间肌和膈肌导致呼吸麻痹。瘫痪为弛缓性,腱反射减弱或消失,病理反射阴性,感觉障碍一般比运动障碍轻,表现为肢体远端感觉异常和手套 – 袜套样感觉减退,也可无感觉障碍。

颅神经损害以双侧面神经麻痹最常见,其次为舌咽和迷走神经麻痹,表现为面瘫、声音嘶哑、吞咽困难。动眼、外展、舌下、三叉神经的损害较为少见;偶可见视神经盘水肿。自主神经功能损害可有出汗、皮肤潮红、手足肿胀、营养障碍、心动过速等症状。

发病后第 2 周,大多数患者脑脊液内蛋白增加而细胞数正常后接近正常,呈现蛋白 – 细胞分离现象。

该患者有胃肠道感染史,表现为对称性四肢弛缓性障碍、腱反射消失,有颅神经损害表现,脑脊液检查提示轻度的脑脊液蛋白细胞分离,但该患者的前驱感染几小时即出现症状、肌无力症状非上行性,四肢近远端肌力相同,患者无明显手套、袜套样感觉异常,遂暂不考虑此病。

5. 重症肌无力　是一种神经肌肉接头传递障碍的获得性自身免疫性疾病,主要表现为骨骼肌极易疲劳,活动后症状加重,眼外肌常受累,症状呈晨轻暮重,电生理示低频重复神经电刺激波幅衰减 10% 以上,使用抗胆碱酯酶药物或休息可缓解病症,新斯的明试验阳性,血清抗体检测 AchR–Ab、MuSK–Ab、Titin–Ab 等阳性[4]。

四、进一步检查、诊治过程及随访

(一)进一步完善

在患者家中的冰箱中检测到含肉毒杆菌的海蜇丝,经过询问,发现患者发病前有进食海蜇丝史。

(二)治疗过程

给予尽早使用肉毒抗毒素,首次注射 10 000~20 000IU;之后酌情决定,每12h/ 次;只要病情开始好转或停止发展,可酌情减量或延长给药时间(图 14-2)。

(三)治疗预后

使用肉毒抗毒素后第 2 天患者可睁眼、微笑及对话,第 3 天转出 EICU(图 14-3)。

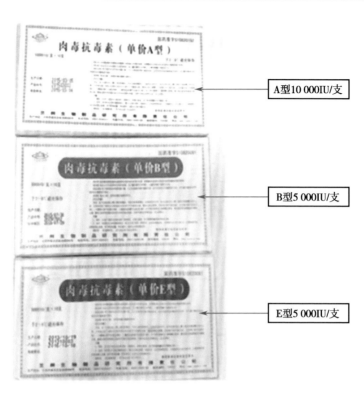

图 14-2　肉毒抗毒素

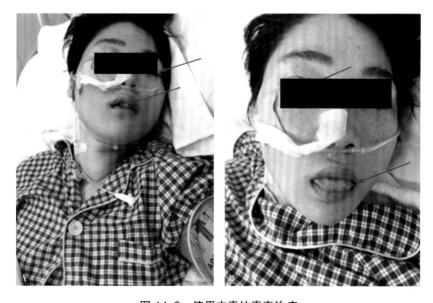

图 14-3　使用肉毒抗毒素治疗

A 为治疗前,双睑下垂,伸舌无力;B 为治疗后,可睁眼、伸舌

五、最后诊断及诊断依据

（一）最后诊断

肉毒杆菌中毒

（二）诊断依据

急性起病,多人同时起病,以消化道症状起病,表现为呕吐、腹泻,神经系统症状最为明显,表现为吞咽困难、咳痰咳嗽无力、呼吸费力及四肢乏力;头部磁共振及脑脊液检查无明显阳性发现。在患者家中的冰箱中检测到含肉毒杆菌的海蜇丝,使用肉毒抗毒素后患者症状迅速好转,并康复出院,故肉毒杆菌中毒诊断明确。

六、MDT 专家点评

（一）耳鼻喉科专家

呼吸困难原因很多,患者进食桂圆后出现呼吸困难,桂圆核为圆形,一旦堵塞气管,会出现急性呼吸困难,遂不考虑桂圆核进入气管;该患者无声嘶、呛咳,且纤维喉镜提示声带功能降低,考虑神经系统疾病可能性大,不考虑耳鼻喉疾病。此患者的吞咽障碍为病理性的,考虑神经系统疾病所致。

（二）神经内科专家

该患者急性起病,发病前进食桂圆,有呕吐及腹泻史,表现为吞咽困难、呼吸费力及四肢乏力;专科体格检查有颅神经损伤:对光反射灵敏,双睑下垂,双眼球各向运动受限,抬额、皱眉无力,伸舌无力,双侧咽反射消失;运动系统:四肢肌力 3 级,肌张力低;反射:四肢腱反射消失,病理征阴性。

定位诊断:颅神经、脊神经或肌肉受累? 神经 – 肌肉接头?

患者肌酶正常,另外肌病起病慢,遂不考虑肌肉本身病变。

吉兰巴雷综合征:一般有 1~4 周前驱感染史,虽患者有运动异常,但患者无感觉异常,患者发病第 2 天行腰穿,查脑脊液有微量蛋白轻度升高,但吉兰巴雷综合征一般在发病后 2 周出现蛋白 – 细胞分离[6]。

神经 – 肌肉接头疾病,分为突触前膜、突触间隙、突触后膜病变。突触前膜病变如肉毒杆菌中毒,突触间隙如有机磷中毒,突触后膜病变如重症肌无力。

有机磷中毒:有明确的服毒史,为乙酰胆碱酯酶受抑制,致乙酰胆碱大量积聚,产生严重的神经功能紊乱,出现典型毒蕈碱样及烟碱样症状。

重症肌无力:患者横纹肌群肌力有波动性和易疲劳的特点,眼外肌常受累,症状呈晨轻暮重,新斯的明试验阳性,根据此病例特点,不考虑重症肌无力及有机磷中毒。

肉毒杆菌中毒:肉毒毒素作用于神经 – 肌肉接头,阻止乙酰胆碱释放,全身肌肉松弛性麻痹,可出现眼睑下垂、复视、张口、咀嚼、伸舌无力、构音不良、吞咽困难、四肢软瘫、尿潴留、呼吸衰竭等症状,此患者症状与肉毒杆菌中毒症状相符,需在患者食物、呕吐物、排泄物和血清中检测肉毒杆菌明确诊断。

（三）消化内科专家

患者呕吐、腹泻在进食桂圆后出现,与进食相关,遂考虑为食物因素所致;吞咽困难分为口咽性、食道性、神经肌肉性。

口咽性包括口腔溃疡、急性扁桃体炎、急性咽炎、延髓麻痹等;食道性包括炎性狭窄、食道肿瘤、食道溃疡、食道外压性疾病等;神经肌肉疾病包括贲门性迟缓、弥漫性的食管肌肉痉挛、风湿结缔组织疾病所致系统性硬化等。

根据患者颅神经损伤的情况,此患者考虑口咽性吞咽困难。延髓麻痹所致可能大,鉴别真性延髓麻痹和假性延髓麻痹还需询问患者有无声嘶、呛咳、声带麻痹等症状,并需提供纤维喉镜检查结果。

该患者无肌痛,肌酶不高,遂不考虑肌炎、肌病。致病因子可能是影响神经递质、神经通路传导的毒物因素,如乙酰胆碱受体受到抑制。

桂圆虽无毒,但污染的桂圆可有毒,需区分化学毒素和生物毒素,化学制剂污染症状一般为一过性,呕吐、腹泻、毒物排出后病情可逐渐缓解;

此患者考虑外毒素致病可能性大,可能为某种细菌污染桂圆,机体出现保护性呕吐、腹泻,此细菌在肠道厌氧的环境下释放某种外毒素,该细菌可能本身并不致病,对肠黏膜没有损伤,只有一过性的呕吐、腹泻,并没有导致肠道的后续损伤,肠黏膜吸收外毒素入血后,此外毒素作为神经毒素,可能广泛作用于机体的神经传导系统,产生了系列的临床表现,包括消化系统、呼吸系统、神经系统的症状,根据以上分析考虑诊断为肉毒杆菌中毒可能性大,且患者的临床症状和疾病进展过程与肉毒杆菌中毒相符。

七、经验与体会

1. 在此患者的诊断中,询问病史不全面,一开始未问及进食海蜇丝病史,错过关键证据;在无法明确诊断时,可求助其他部门,帮助我们寻找关键证据;此患者在未查明病因时,无特效药治疗,但患者以肌无力症状为主,试用新斯的明有效,可暂时帮助患者改善症状,赢得宝贵的救命时间。

2. 疑似中毒临床诊断中的新思维

（1）群发性:同一工作生活环境的人,同时或相继发病者。

（2）健康人突然发病,多个酶学指标同时升高或器官损害,原因不明难于诊断者。

（3）突发性意识障碍者,要有排除中毒的潜意识。

（4）不明原因广泛出血者,若出凝血时间延长,要排除中毒。

（5）千方百计寻找毒理学证据,充分利用互联网 +。

（邓跃林　王爱民）

参考文献

［1］ NAYAK SU, GRIFFISS JM, MCKENZIE R, et al. Safety and pharmacokinetics of XOMA 3AB, a novel mixture of three monoclonal antibodies against botulinum toxin A. Antimicrobial Agents and Chemotherapy, 2014, 58（9）: 5047–5053.

［2］ WALTON RN, CLEMENS A, CHUNG J, et al. Outbreak of type E foodborne botulism linked to traditionally prepared salted fish in Ontario, Canada. Foodborne Pathogens & Disease, 2014, 11（10）: 830–834.

［3］ MULLINS RJ, XU S, PEREIRA EF, et al. Prenatal exposure of guinea pigs to the organophosphorus pesticide chlorpyrifos disrupts the structural and functional integrity of the brain. NeuroToxicology, 2015, 48: 9–20.

［4］ HUIZINGA R, VAN D BB, VAN RW, et al. Innate immunity to campylobacter jejuni in guillain–barre syndrome. Annals of Neurology, 2015, 78（3）: 343–354.

［5］ MALKK I, HEM I. Improved diagnostic sensitivity can aid the correct choice of treatment for patients with myasthenia gravis. Nature Reviews Neurology, 2015, 11（8）: 428–428.

［6］ WAKERLEY BR, YUKI N. Guillain–Barre syndrome. Expert Rev Neurother, 2015, 15（8）: 847–849.

病例 15　探寻"呼吸困难、双下肢麻木"背后的秘密

一、病史简介

（一）一般资料

男性,54 岁,办公室职员。

（二）主诉

呼吸困难 1 年,加重并双下肢麻木 1 周。

（三）现病史

患者于 2016 年 6 月无明显诱因出现呼吸困难,多在爬楼或重体力活动后出现,严重时有喘息,休息数分钟后可缓解,伴咳嗽、咳白色黏液痰,偶有少量黄痰,无夜间阵发性呼吸困难、咯血、胸痛等不适,未予重视。2017 年 1 月于当地医院体检发现嗜酸性粒细胞稍高,建议复查。2017 年 5 月复查血常规示 WBC

7.92×10^9/L,嗜酸性粒细胞百分比 30.7%。

2017 年 6 月上旬因感冒后出现呼吸困难加重,伴明显喘息,有午后低热,体温多为 37~38℃,伴盗汗,无明显畏寒。同时患者出现双下肢足背皮肤麻木,右侧明显。于当地医院就诊查血常规示 WBC 12×10^9/L,嗜酸性粒细胞百分比 51.2%。诊断考虑"支气管哮喘",予以"沙美特罗替卡松"吸入治疗,患者自觉上述症状无明显好转,为求进一步治疗来我院就诊。患者起病来,睡眠、食欲、精神差,体重下降 5kg,大小便正常。

（四）既往史

有过敏性鼻炎病史,2014 年于外院行过敏性鼻炎手术治疗。否认支气管哮喘病史。

（五）个人史

否认吸烟史,否认粉尘接触史。

（六）婚育史、家族史

无特殊。

（七）门诊资料

入院前血常规结果（表 15-1）。

表 15-1　入院前血常规结果

时间	白细胞 /（$10^9 \cdot L^{-1}$）	嗜酸性粒细胞 /（$10^9 \cdot L^{-1}$）	嗜酸性粒细胞百分比 /%
5 月 7 日	7.9	2.4	30.7
6 月 3 日	11.2	4.8	43.5
6 月 8 日	12.4	6.3	51.2

二、入院检查

（一）体格检查

1. 体温 37.2℃,心率 86 次 /min,呼吸 18 次 /min,血压 110/65mmHg。

2. 神志清楚,口唇无发绀,浅表淋巴结未扪及肿大。

3. 心、肺、腹部查体无明显异常。

4. 双下肢肌力 4 级,肌张力正常。双侧踝关节以下深感觉、浅感觉减退。生理反射存在。双下肢无明显水肿。

（二）实验室检查

1. 动脉血气分析　pH 7.42,$PaCO_2$ 38mmHg,PaO_2 90mmHg（未吸氧）。

2. 尿常规、大便常规 +OB、肝肾功能、电解质、血脂常规、凝血常规、心肌酶学、肌钙蛋白、BNP、肝炎全套、输血前四项、肺癌五项等均未见明显异常。

3. 风湿全套、ANCA、血管炎三项、狼疮全套、ANA 谱阴性。IgE 检测 1369.2 IU/ml（参考值 <358.0），ESR 35mm/h。

4. 病毒全套、寄生虫全套、结核抗体、结核 T-SPOT、PCT 阴性，输血前四项阴性。呼吸道九联检查支原体阳性。GM 试验示 33.07ng/ml；G 试验示 102.93ng/ml。

5. 痰细菌、真菌培养阴性。

6. 胸部 CT　支气管炎性病变并双肺散在少许感染，双侧少量胸腔积液（少量），纵隔多发肿大淋巴结（图 15-1）。

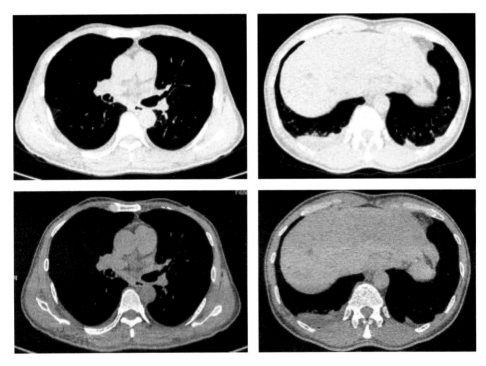

图 15-1　胸部 CT

7. 肺功能检查　中度阻塞性肺通气功能障碍，支气管舒张试验阴性，弥散功能轻度下降。

8. 支气管镜检查诊断　支气管炎症（影像学所示病变镜下未窥及）（图 15-2）。

BALF 细胞计数示淋巴细胞百分比 6%，巨噬细胞百分比 40%，中性粒细胞百分比 8%，嗜酸粒细胞百分比 45%，其他 1%。

BALF 细菌、真菌培养，抗酸染色阴性。

9. 骨髓穿刺细胞学检查　骨髓增生活跃，粒系活跃，各阶段嗜酸性粒细胞增多（占 47%），红系减少，淋巴减低，巨核系减少。细胞及血小板分布正常。

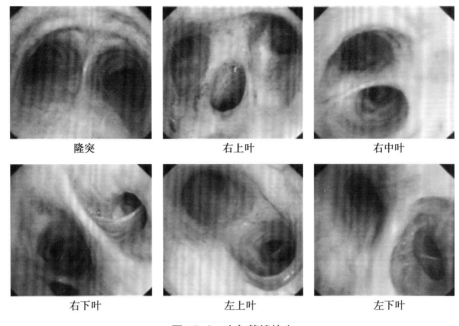

| 隆突 | 右上叶 | 右中叶 |
| 右下叶 | 左上叶 | 左下叶 |

图 15-2　支气管镜检查

外周血涂片白细胞增多,嗜酸性粒细胞比例明显增高。建议完善 *PDGFR* 及 *BCR/ABL* 融合基因检测。

三、临床分析

总结该患者病例特点,中年男性,以呼吸困难,双下肢麻木为主要临床表现。既往有鼻窦炎病史。查体双下肢感觉功能异常,肌力减退。实验室检查:血、骨髓、BALF 中嗜酸性粒细胞显著增高。患者符合嗜酸粒细胞增多症的诊断(外周血嗜酸性粒细胞计数 $>0.5 \times 10^9/L$),以嗜酸性粒细胞增多症为切入点进一步进行诊断分析。

(一)继发性嗜酸性粒细胞增多症

1. 过敏性疾病　如哮喘、过敏性鼻炎、皮肤病。哮喘患者一般不会出现双下肢周围神经病变,除非合并其他神经系统疾病。患者暂无明显皮疹表现,不支持皮肤病。

2. 药物性疾病　患者起病前无特殊药物服用史。

3. 感染性疾病　寄生虫感染和真菌感染等可出现嗜酸性粒细胞增多。患者寄生虫相关检查阴性,但 GM/G 试验阳性,血清 IgE 显著增高,需要进一步排除真菌感染,特别是真菌感染所致的变态反应性疾病,如 ABPA。需要完善曲霉特异性 IgE 检查。

4. 结缔组织疾病　EGPA,结节性多动脉炎,类风湿关节炎等。患者有呼吸困难,伴喘息。既往有鼻窦炎病史,双下肢神经病变,嗜酸性粒细胞增高,需要考虑 EGPA,进一步行神经肌电图及病变部位活检以明确诊断。

5. 肿瘤　实体瘤、淋巴瘤和急性淋巴细胞白血病(嗜酸粒细胞为非克隆性)、系统性肥大细胞增多症(嗜酸性粒细胞为非克隆性)等。患者血清肿瘤标志物及骨髓细胞学检查暂未见明显恶性肿瘤依据,需要进一步完善肿瘤标志物等相关检查,复查骨髓细胞学排除血液系统恶性肿瘤。

6. 胃肠道疾病　嗜酸细胞性胃肠炎、肠道炎性疾病、乳糜泻等。患者暂无腹痛、腹泻等消化道症状,暂不考虑胃肠道疾病所致继发性嗜酸性粒细胞增多症。

(二)原发性(克隆性)嗜酸性粒细胞增多症

指嗜酸性粒细胞起源于血液肿瘤克隆,包括:①髓系和淋系肿瘤伴 *PDGFRA*、*PDGFRB*、*FGFR1* 重排或 *PCM1-JAK2*、*ETV6-JAK2* 或 *BCR-JAK2* 融合基因,需要进一步复查骨髓细胞学完善相关基因检测排除。②慢性粒单核细胞白血病伴嗜酸性粒细胞增多或急性髓系白血病伴嗜酸性粒细胞增多。患者骨髓细胞学暂未发现幼稚细胞等血液系统恶性疾病证据。

(三)遗传性(家族性)嗜酸性粒细胞增多症

发病机制不明,呈家族聚集,无遗传性免疫缺陷症状和体征。

(四)原发性嗜酸性粒细胞增多症

查不到引起嗜酸性粒细胞增多的原发或继发原因。需要排除继发和家族性嗜酸性粒细胞增多症。

综上分析,考虑患者 EGPA 可能性大,需进一步完善神经肌电图、病变部位活检,同时完善烟曲霉特异性 IgE 检测、脑脊液检查、肿瘤标志物筛查、复查骨髓穿刺细胞学检查(基因检测)等。

四、进一步检查、诊治过程及随访

(一)进一步检查

1. 再次复查骨髓细胞学检查　骨髓增生活跃,较(6月18日)粒系增生明显活跃,各阶段嗜酸性粒细胞增多(占 52.5%),红系增生减少,淋巴细胞比值减低,巨核系细胞及血小板分布正常。未见寄生虫。*PDGFR* 及 *BCR/ABL* 融合基因检测阴性。

2. 烟曲霉特异性 IgE 阴性。

3. 血、尿蛋白固定电泳阴性。

4. 脑脊液生化、常规、墨汁染色检查阴性。

5. 肿瘤标志物 12 项、副肿瘤综合征阴性。

6. 肌电图检查示双下肢周围神经病变（运动＋感觉纤维）。

7. 头颅磁共振示脑内少许腔隙灶。双上颌窦、蝶窦及筛窦炎。

8. 浅表淋巴结彩超示双侧颈部、双侧锁骨上窝多发淋巴结肿大。双侧锁骨下、腋窝及腹股沟多发淋巴结声像。

9. 淋巴结活检病理示（右颈部）送检淋巴结结构存在，滤泡增生，副皮质血管增生，伴嗜酸性粒细胞增生，考虑反应性增生（图 15-3）。

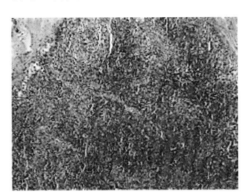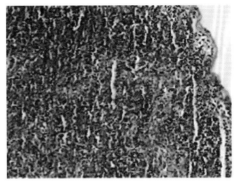

图 15-3　淋巴结活检病理

（二）治疗

患者无 EGPA 预后不良的相关因素[1]，予以糖皮质激素（甲泼尼龙）诱导缓解治疗，长期口服泼尼松维持治疗。

（三）随访

出院后口服泼尼松逐渐减量（疗程 1 年余）。目前呼吸困难、双下肢感觉异常症状缓解。复查血嗜酸性粒细胞、肺功能恢复正常。

五、最后诊断及诊断依据

（一）最后诊断

EGPA（累及肺、双下肢周围神经）

（二）诊断依据

中年男性，病程 1 年余，有呼吸困难，伴喘息，双下肢麻木表现，既往有鼻窦炎病史。辅助检查提示血、骨髓、BALF 嗜酸性粒细胞显著升高，神经肌电图证实存在周围神经病变，淋巴结活检证实有嗜酸性粒细胞的浸润。综合以上证据，考虑患者 EGPA 诊断成立（符合 EGPA 诊断标准[2]6 条中的 4 条以上）。随访患者经口服激素治疗 1 年后血嗜酸性粒细胞及肺功能均恢复至正常。

六、MDT 专家点评

（一）病理科

该患者淋巴结活检提供的信息是有大量嗜酸性粒细胞浸润，未见肿瘤细胞。结合其他临床资料需要考虑变态反应、感染等病因所致的嗜酸性粒细胞增多症。患者有肺部及双下肢周围神经受累，可以考虑支气管镜活检或下肢周围神经活检，送病理进一步明确是否存在血管炎的证据。

（二）血液科

患者嗜酸性粒细胞增多症需要考虑继发性和原发性。继发性嗜酸性粒细胞增多症有过敏、结缔组织疾病、肿瘤、感染、药物等病因。结合患者有呼吸系统、神经受累证据，符合 EGPA 的诊断标准，EGPA 是目前最符合患者疾病表现的"临床诊断模型"。但患者病理结果中没有血管炎的证据，目前只停留在嗜酸性粒细胞浸润阶段，是否其他疾病也可以模拟出这种表现，患者骨髓细胞学检测提示有部分粒细胞胞浆颗粒增多增粗，需要与原发性（克隆性）嗜酸性粒细胞疾病的早期阶段鉴别。

（三）神经内科

患者双下肢麻木及神经肌电图检查结果提示患者神经病变定位在周围神经病变（定位诊断分析）。病变定性分析需要考虑肿瘤、代谢、免疫等病因。结合患者有嗜酸性粒细胞增多症，病因分析需要考虑嗜酸性粒细胞增多引起的血管炎性周围神经病变，进一步确诊可以行腓肠神经活检。

（四）风湿免疫科

机体内嗜酸性粒细胞增多症的病理生理机制是由于各种病因导致体内 IL-3、IL-5 等细胞因子增多，促使骨髓内的嗜酸性粒细胞增殖、分化释放进入血液导致嗜酸性粒细胞增高，嗜酸性粒细胞增多浸润相应组织器官可导致机体出现不同的临床症状。患者呼吸困难、双下肢麻木的临床症状均可用嗜酸性粒细胞增多浸润组织解释。结合患者目前的临床资料考虑 EGPA 诊断成立。EGPA 属于 ANCA 相关性血管炎，累及中小血管。但 ANCA 在 EGPA 患者中血清学 ANCA 阳性仅有 40% 左右，ANCA 可能参与了 EGPA 的病理生理过程，但目前无文献报道有直接证据证明 EGPA 的发生必须有 ANCA 的参与。

七、经验与体会

1. EGPA 疾病临床表现有三个阶段，包括过敏性鼻炎和哮喘、嗜酸性粒细胞浸润及系统性血管炎。三个阶段可以重叠，但并非所有患者均出现上述三个阶段，该患者目前可能为嗜酸性粒细胞浸润阶段，这个阶段患者可能没有血管炎的临床表现，也就不会出现临床中典型的血管炎的表现（如肾脏受累、肾功能损害、血尿、紫癜等）。在过敏性鼻炎和哮喘阶段的 ANCA 阴性的 EGPA 患者，可能符合 EGPA 诊断标准中的 2~3 条，非常容易被误诊为支气管哮喘[3]。

2. 当临床中遇到嗜酸性粒细胞增多症的患者时，详细询问病史及体格检查尤为重要。以嗜酸性粒细胞增多症为切入点，逐个分析排除继发性嗜酸性粒细胞增多症的病因。可结合患者的其他临床信息（其他系统受累证据），进一步缩小临床诊断范围，如当患者存在支气管哮喘样或鼻窦炎病史等，提示嗜酸性粒细胞肺病可能，需要考虑 EGPA 或 ABPA 等诊断。

（杨 威）

参考文献

［1］ MOISEEV S, NOVIKOV P. Five factor score in patients with eosinophilic granulomatosis with polyangiitis（Churg-Strauss；EGPA）：to use or not to use？ Ann Rheum Dis, 2013, 73（3）：e12-e12.

［2］ MASI AT, HUNDER GG, LIE JT, et al. The American College of Rheumatology 1990 criteria for the classification of Churg-strauss syndrome（allergic granulomatosis and angiitis）. Arthritis Rheum, 1990, 33（8）：1094-1100.

［3］ GIOFFREDI A, MARITATI F, OLIVA E, et al. Eosinophilic granulomatosis with polyangiitis：an overview. Front Immunol, 2014, 5：549.

第二部分 病例展示

病例 16 多汗的秘密

一、病史简介

（一）一般资料

李某,女,26 岁,茶楼服务员,于 2014 年 7 月 31 日入住我院心内科。

（二）主诉

多汗、乏力半年,发热、呕吐 10 天。

（三）现病史

半年前感觉疲乏、易出汗,每次稍微活动即汗流如注,每天几乎湿透四五身贴身衣服,偶伴有头痛,对此症状未予重视,未及时就医。10 天前上诉症状加重,并出现间断发热,最高体温达 38.5℃,伴呕吐,非喷射性,未见咖啡色胃内容物。夜间出现阵发性咳嗽、干咳,稍感心悸,无明显胸痛及气促。就诊于当地中心医院。检查示白细胞升高及心肌酶学升高,诊断为"心肌炎",予抗病毒、护心、退热、止呕等处理,无明显好转,于 7 月 25 日转入我院急诊。急诊科查心肌酶学及 NT-proBNP 升高,拟诊考虑"心肌炎"收入我科。患者起病以来精神较差,食欲差,睡眠一般,大便干结,小便少。体重较前无明显变化。

（四）既往史

2011 年"右侧卵巢囊肿剥离术"治疗。否认"糖尿病"史。无"肝炎""结核"病史。无外伤、输血史。无药物、食物过敏史。

（五）个人史

患者出生原籍,否认血吸虫病史及疫水接触史,否认毒物、粉尘、放射性物质接触史,平素生活规律,否认性病及冶游史。

（六）月经史

14 岁初潮,周期 28 天,量中等,有痛经、无血块,白带正常。末次月经 2014 年 7 月 30 日。

（七）婚育史

25 岁结婚,至今未孕。

（八）家族史

无特殊家族史及类似病史可询。

二、入院检查

（一）体格检查

1. 生命体征　体温 36.8℃,心率 107 次 /min,呼吸 20 次 /min,血压 100/60mmHg。

2. 慢性病容,神志清楚,查体合作。颜面部、胸背部大量出汗,汗流如注,全身皮肤湿冷、巩膜无黄染,全身浅表淋巴结无肿大,双侧瞳孔等大等圆,双侧对光反射正常。咽部稍充血,扁桃体不大。

3. 颈软,气管居中,甲状腺无肿大,双肺呼吸音清,未闻及明显干湿啰音。

4. 心前区无隆起,心尖搏动位于左侧第 5 肋间锁骨中线外 0.5cm,搏动范围 2cm,未扪及抬举性心尖搏动。各瓣膜区未扪及震颤。心界向左扩大,心率 107 次 /min,律齐,S_1 亢进,$P_2>A_2$,心尖区未闻及奔马律,肺动脉瓣区可闻及 3/6 级收缩期柔和吹风样杂音,无传导。无心包摩擦音。周围血管征阴性。

5. 腹软,脐周有压痛、无反跳痛,腹部未扪及包块,肝脾肋下未扪及,双肾区无叩痛,移动性浊音（－）,肠鸣音正常,3~4 次 /min,双下肢无水肿,生理反射存在,病理征阴性。

（二）实验室检查

1. 血常规　WBC $11.2×10^9$/L, Hb 120g/L, PLT $150×10^9$/L, 中性粒细胞百分比 77.9%,淋巴细胞百分比 22.1%。

2. 尿常规　葡萄糖(++++), pH 5.0。

3. 大便常规 +OB　阴性。

4. 肝功能　ALT 170.1IU/L, AST 191.7IU/L。

5. 肾功能　正常。

6. 血清电解质　钾 3.33mmol/L,钠、氯正常。

7. 空腹血糖　7.81mmol/L。

8. 糖化血红蛋白　5.8%。

9. 病毒全套　巨细胞病毒抗体弱阳性。

10. 心肌酶学、cTn Ⅰ、NT-proBNP 结果（表 16-1 ）。

11. 心电图（7 月 26 日）　广泛 T 波改变,低平或倒置,心肌病变（图 16-1 ）。

表 16-1　心肌酶学、cTn I、NT-proBNP 结果

日期	LDH/ （IU·L⁻¹）	CK/ （IU·L⁻¹）	CK-MB/ （IU·L⁻¹）	Mb/ （μg·L⁻¹）	cTnI/ （ng·L⁻¹）	NT-proBNP/ （pg·ml⁻¹）
7月24日	599.0 ↑	1 449.0 ↑	120.0 ↑	421.0 ↑	1.2 ↑	14 000 ↑
7月25日	994.0 ↑	1 451.9 ↑	110.2 ↑	146.4 ↑	1.8 ↑	2 380.59 ↑
7月28日	818.0 ↑	624.1 ↑	115.0 ↑	86 ↑		
7月29日	657.0 ↑	374.3 ↑	71.0 ↑	65.5	0.25	7 143.38 ↑
7月31日	542.0 ↑	291.6 ↑	46.6 ↑	43.9	0.87	5 092.87 ↑

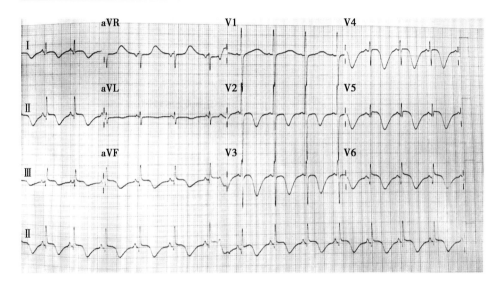

图 16-1　心电图

12. 胸片（8月13日）　心影增大，心胸比约 0.59（图 16-2）。

三、临床分析

患者在急诊科的初步诊断及治疗：

（一）病例特点回顾

1. 年轻女性。

2. 多汗、乏力半年，发热、呕吐 10 天。

3. 体格检查发现皮肤多汗、湿冷；心率快，心界向左扩大，S_1 亢进，P_2>A_2。

4. 心肌损害。

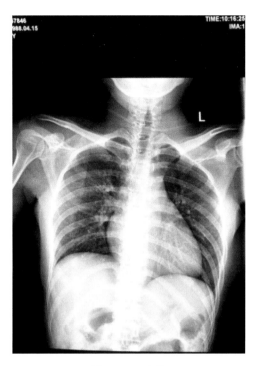

图 16-2　胸片

5. 巨细胞病毒抗体弱阳性。

6. 肝脏损害。

7. 血糖、尿糖高。

（二）急诊科的初步诊断

1. 多汗、发热、心肌酶升高查因

（1）病毒性心肌炎？

（2）急性心肌梗死？

2. 糖尿病？

3. 肝功能损害？

（三）急诊科治疗方案

1. 护心、改善心肌代谢　维生素 B_1、维生素 C、磷酸肌酸、果糖二磷酸钠。

2. 抗病毒、保护心肌　黄芪注射液、荣心丸。

3. 抗心衰　强心：参附，静脉滴注；去乙酰毛花苷 0.2mg，稀释后静脉推注。减轻心脏负荷：硝普钠 25mg+5%GS 250ml，从 3ml/h 起根据血压调整滴速。

4. 防猝死　美托洛尔 6.25mg，每日 2 次。

5. 护肝　还原型谷胱甘肽。

6. 抗感染　阿莫西林克拉维酸钾。

四、进一步检查、诊治及随访过程

患者入心内科后，临床资料的梳理分析及诊治：

（一）分析体格检查

1. 患者 S_1 明显亢进，未闻及病理性第三心音及奔马律，心脏听诊不支持病毒性心肌炎。

2. 患者汗多，S_1 亢进，是否存在甲亢？在急诊已做甲状腺功能三项，结果正常。

（二）分析进一步检查结果

心脏彩超提示心肌肥厚，不符合心肌炎特征。心脏彩超：LV 41mm，LA 26mm，AO 23mm，PA 18mm，RA 29mm×27mm，IVS 12.6mm，LVPW 13mm；射血分数 52%；心包暗区：前 3mm，后 5mm。各房室、动脉大小内径正常，左室壁各节段均匀性增厚约 13mm，二、三尖瓣及肺动脉瓣轻度反流，少量心包积液（图 16-3）。

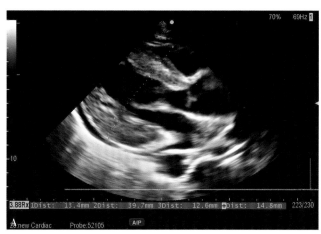

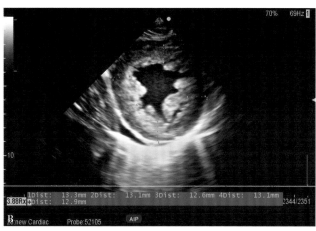

图 16-3　心脏超声（A 左室长轴切面；B 左室短轴切面）

（三）追溯病史及治疗情况

翻看急诊病历记录。患者入急诊科多汗、血压偏低，但有一次血压突然升高至"220/130mmHg"，患者有头痛症状，急诊科医生考虑患者心肌炎、心衰，故予滴注了硝普钠，患者随后血压迅速降低，发生休克，医生考虑低血容量性休克，予以扩容补液。入心内科后一边补液，一边予硝普钠8.3μg/h微量泵入维持，血压稳定在90/60mmHg左右。患者出汗很多，因担心血容量不足，后暂停硝普钠观察病情变化。停用硝普钠不久后再次出现头痛，多次测血压多为230~240/130~140mmHg之间，心率100~120次/min。血压呈现阵发性高血压和低血压交替规律。

（四）诊断思维逻辑推理

患者虽未提供高血压病史，但在急诊科和入心内科后出现过阵发性血压急剧升高表现；多汗、皮肤湿冷、血糖高、尿糖高，表现为高代谢状态；有心肌损害、心肌肥厚、肝功能异常，体现为心肝等多器官累及。以上提示儿茶酚胺释放入血，嗜铬细胞瘤可能性大。下一步检查：腹部超声、肾上腺CT平扫及增强、24h尿VMA。

（五）下一步检查结果

1. 腹部超声　脾、肾夹角可见一66mm×62mm中等回声实质性结节，形态规则，边界清，有包膜，内光点分散，结节内未见明显血流信号（图16-4）。

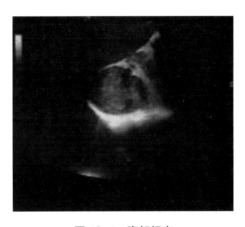

图16-4　腹部超声

2. 肾上腺CT平扫及增强　左侧肾上腺区见一类圆形巨大软组织肿块密度影，大小约73mm×57mm，边界清楚，形态规则，平扫CT值约50HU，增强后CT值约178HU，病变中心见点状钙化密度影，肿块下方见一18mm×10mm结节状软组织密度影，密度及强化方式同其上肿块。边界清楚，邻近脾、左肾实质稍受压。结论：左侧肾上腺嗜铬细胞瘤可能性大（多发），请结合尿VMA（图16-5）。

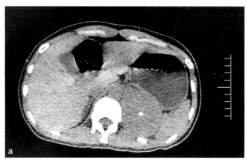

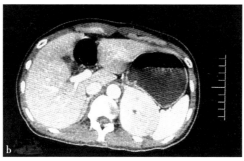

图 16-5　肾上腺 CT（a. 平扫；b. 增强）

3. 24h 尿 VMA　164.3μmol/d（正常值：10~30μmol/d）

（六）治疗方案

根据血压、心率、出入水量、调节药物种类及剂量，血压、循环稳定后考虑外科手术。

1. 首先使用 α 受体阻滞剂　酚妥拉明 15mg+5%GS500ml，15ml/h 起，根据血压调整滴速；盐酸酚苄明片起始剂量为 2.5mg，每 12h 1 次，逐步调整为 5mg，每 12h 1 次→5mg，每 8h 1 次→10mg，每 8h 1 次。

2. 而后给予 β 受体阻滞剂　美托洛尔缓释片 23.75mg，每日 1 次→47.5mg，每日 1 次。

3. 扩容、补液　糖盐水 + 钾镁合剂、林格液。治疗后患者出汗较前明显减少，四肢皮温转暖，心率 70~80 次 /min，血压稳定在 90~100/60~70mmHg，复查心肌酶学、肝功能基本正常，转泌尿外科做手术。

4. 外科手术　术中所见，在左侧肾脏上极上方见一大小 6cm × 7cm 左右的椭圆形肿瘤，与正常肾上腺组织相连，包膜完整，表面血管丰富。病检结果：免疫组化染色示肾上腺嗜铬细胞瘤（图 16-6、图 16-7）。

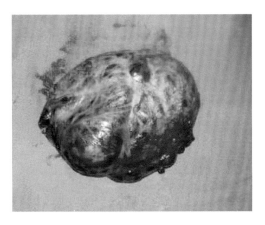

图 16-6　手术中切除的肾上腺肿瘤

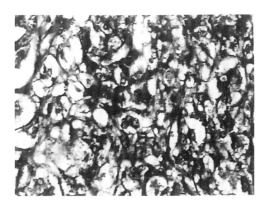

图 16-7　免疫组化染色示嗜铬细胞瘤

五、最后诊断及诊断依据

（一）最终诊断

1. 嗜铬细胞瘤

2. 儿茶酚胺性心肌病

（二）诊断依据

1. 嗜铬细胞瘤

症状：年轻女性，多汗、乏力半年，半年前感觉疲乏、易出汗，每次稍微活动即汗流如注，每天几乎湿透四五身贴身衣服，偶伴有头痛，住院后发现血压阵发性升高，血压波动。

体格检查：颜面部、胸背部大量出汗，汗流如注，全身皮肤湿冷。

实验室检查：血糖高、尿糖高、24h 尿 VMA 明显升高。

影像学检查：腹部超声示脾、肾夹角可见一 66mm×62mm 中等回声实质性、无血流回声结节,肾上腺 CT 平扫及增强示左侧肾上腺区见一类圆形 73mm×57mm 巨大软组织肿块密度影,肿块下方见一 18mm×10mm 结节状软组织密度影,密度及强化方式同其上肿块。

综上所述,患者有阵发性儿茶酚胺释放入血表现,交感兴奋症状,左侧肾上腺有占位性病变,考虑左侧肾上腺嗜铬细胞瘤可能性大(多发)。

2. 儿茶酚胺性心肌病

体格检查:心界向左扩大,心率 107 次/min,律齐,S_1 亢进,$P_2 > A_2$,心尖区未闻及奔马律。

实验室检查:心肌酶学、cTn Ⅰ 增高。

其他检查:心电图示心肌病变;心脏彩超示心肌肥厚,射血分数正常。

综上所述,患者有心肌损害合并心肌肥厚,结合尿 VMA 结果及嗜铬细胞瘤的证据,考虑儿茶酚胺性心肌病。

六、经验与体会

嗜铬细胞瘤为起源于神经外胚层嗜铬组织的肿瘤,主要分泌儿茶酚胺。常见临床症状如下。

1. 心血管系统 ①间歇性或持续发作性极高血压;②低血压、休克或高血压和低血压交替出现;③儿茶酚胺性心脏病。

2. 高代谢状态 多汗、消瘦、发热,血糖升高。

3. 其他表现 儿茶酚胺可使肠蠕动及张力减弱,故可致便秘、肠扩张;增殖性或闭塞性动脉内膜炎,致肠坏死、出血或穿孔;胆囊收缩减弱,Oddi 括约肌张力增强,可致胆汁潴留、胆结石。病情严重而病程长者可致肾衰竭。本病例以多汗、高血糖等高代谢症状为主要临床表现,未提供血压波动病史,后在入院后通过细心观察得以发现血压的剧烈波动,说明全面客观采集病史、动态监测评估病情的重要性[1]。因心肌坏死标志物升高、心电图普遍 T 波改变开始被考虑为心肌炎,但患者 S_1 亢进、心脏彩超提示心肌肥厚均不支持心肌炎,说明临床体格检查基本功及临床思辨能力的重要性[2]。

(漆 泓)

参考文献

[1] 邢丽婧,索丽霞,陈晓鸥,等. 嗜铬细胞瘤的非典型临床特征识别. 医学综述,2018,24(17):3388-3392,3397.

[2] 邸玉青,高洪波,马淋淋,等. 60 例嗜铬细胞瘤患者心血管损害临床表现特征. 大连医科大学学报,2018,40(2):119-122.

病例 17 谜 之 双 肺

一、病史简介

（一）一般资料

男性,40岁,湖南人,于2014年12月15日入住我院呼吸内科。

（二）主诉

咳嗽5年,呼吸困难2月,咳痰10天。

（三）现病史

患者于2009年受凉后出现阵发性咳嗽,为干咳,晨起、进食时加重,约持续1min,每天4~5次,无呼吸困难、胸痛、咳痰、咯血、乏力等症状。于当地医院诊断为肺结核予以抗结核四联+护肝规律治疗7个月,因症状无缓解入住当地医院15天予以抗结核治疗(具体用药不详),症状未有明显缓解,于2011年11月始以中药抗结核治疗4个月,并于2012年7月复查CT(图17-1)示胸部病变较前好转,原双上肺斑片状、片状密度增高影基本吸收,双上肺可见散在小结节状密度增高影。患者自觉症状无明显缓解或加重,咳嗽症状反复,为求进一步诊治于2014年1月来我院,胸部CT(图17-1)结果及临床考虑诊断为肺泡蛋白沉着症,因患者自身因素未进一步治疗。2014年10月始患者无明显诱因出现活动后气促,吸气期及呼气期均感呼吸费力、呼吸频率增快、深度变浅,伴胸痛、乏力、盗汗。2014年12月初出现咳痰,为白色黏痰,多发生在夜间。咳嗽持续时间及频率均增加。为求进一步诊治来我院复查胸部CT(图17-1)示双上肺病变密度增高较前增大,双肺多发结节状密度增高影较前增多,纵隔多发淋巴结增大。于2014年12月15日入住我科,患者自起病以来,精神食欲可,睡眠可,小便较少,大便正常,2个月体重下降约5kg。

（四）既往史

否认"高血压病""冠心病""糖尿病"病史,2009年诊断为肺结核,否认"乙肝""伤寒"等传染病及接触史,否认外伤、手术及输血史,否认药物及食物过敏史,预防接种史不详。

（五）个人史

常年居住在山区,为护林工人。居住房屋潮湿、长霉。少量吸烟,不饮酒。无冶游史。

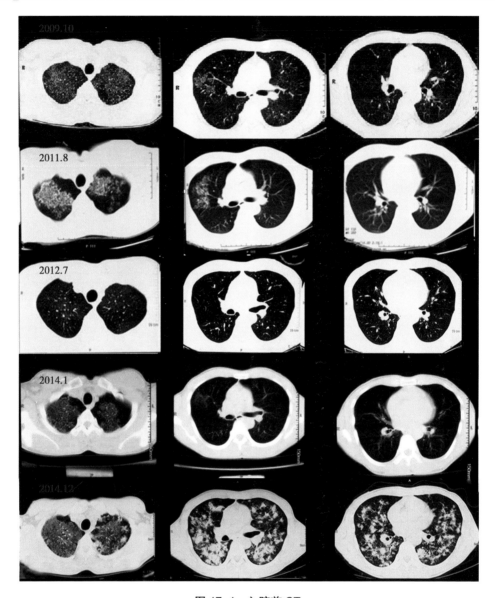

图 17-1 入院前 CT

（包括 2009 年 10 月、2011 年 8 月、2012 年 7 月、2014 年 1 月、2014 年 12 月）

二、入院检查

（一）体格检查

1. 体温 37.5℃，心率 80 次 /min，呼吸 21 次 /min，血压 120/70 mmHg。

2. 左锁骨上可扪及数个淋巴结，其中最大 0.6cm × 0.6cm，质软，活动度可。

3. 双侧语音震颤对称增强,呼吸运动度对称,无胸膜摩擦感,双肺叩诊浊音,双肺呼吸音低,右下肺可闻及吸气相细湿啰音。

（二）实验室检查

1. 血常规 WBC 9.9×10^9/L。
2. 肝、肾功能、心肌酶 ALB 30.7g/L。
3. G 试验 196.02pg/ml,GM 试验 45.10ng/ml。
4. 免疫全套 IgG 31.8 g/L。
5. 风湿全套　RF 109 IU/mL。
6. ESR　61mm/h。
7. 狼疮全套、ANA 谱、痰找抗酸杆菌、输血前四项、肝炎全套、HIV、T-SPOT 均为阴性。

三、临床分析

（一）病例特点回顾

1. 40 岁,男性,病程 6 年。
2. 咳嗽、咳痰、呼吸困难。
3. 多处淋巴结肿大。
4. G/GM 试验阳性。

（二）诊断分析

患者为中年男性,咳嗽、呼吸困难、咳痰,多处淋巴结肿大,病程 6 年。既往有肺结核病史,入院后完善实验室检查示 ESR 升高、G/GM 试验阳性,结合患者病史及临床特点,考虑肺结核可能,真菌感染可能,应完善颈部淋巴结活检、支气管镜下肺活检、CT 引导下经皮肺穿刺活检进行病理诊断,因 G/GM 试验阳性,故完善肺组织的真菌培养以明确诊断。

四、进一步检查、诊治过程及随访

（一）进一步检查及诊治过程

完善颈部淋巴结活检、支气管镜下肺活检、CT 引导下经皮肺穿刺活检,三项病理均提示肉芽肿性炎,考虑结核。予以抗结核四联 + 护肝 5 天,患者咳嗽加重,2014 年 12 月 26 日复查 CT 提示双肺病变在抗结核期间进展,结核的可能性小。结合穿刺肺组织培养病原学,考虑肺真菌病（马尔尼菲青霉菌感染）可能性大。要求病理科复核病理结果：PAS（＋）消化 PAS（＋）抗酸（－）;（右下肺穿刺组织）肉芽肿性炎,未见干酪样坏死,结合淋巴结活检和支气管镜活检切片及临床培养结果,考虑马尔尼菲青霉菌感染。后追问患者病史得知其曾长期捕捉、屠宰、食用竹鼠。停止抗结核治疗,2014 年 12 月 27 日开始行抗真菌治疗（两性霉素 B 脂质体 40mg,静滴,每日 1 次,1 个月,序贯伊曲康唑口服液 200mg,口服,每日 2 次,8 个月)。

1. 左锁骨上淋巴结活检病理　肉芽肿形成,倾向结核(图 17-2)。

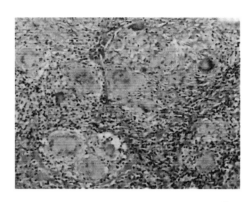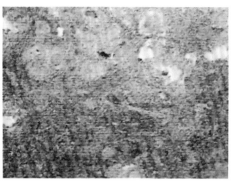

图 17-2　左锁骨上淋巴结活检病理

2. 支气管镜 + 右下肺支气管镜下肺活检　镜检诊断为支气管炎,右下叶背支病检为肉芽肿性炎,考虑结核(图 17-3)。

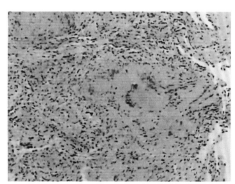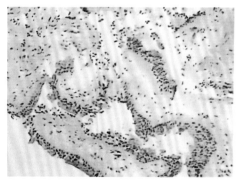

图 17-3　支气管镜下肺活检病理

3. CT 引导下经皮肺穿刺活检(图 17-4)　右下肺肉芽肿性炎,未见干酪样坏死,结核不能排除。特殊染色结果:PAS(-),消化 PAS(-),抗酸染色(-)。

4. 2014 年 12 月 20 日~25 日予以标准四联抗结核 + 护肝治疗(异烟肼片 0.3g,每日 1 次,利福平胶囊 0.45g,每日 1 次 + 乙胺丁醇片 0.75g,每日 1 次 + 吡嗪酰胺片 0.5g,每日 3 次 + 葡醛内酯片 0.2g,每日 3 次)。

5. 2014 年 12 月 25 日肺组织真菌培养结果回报　马尔尼菲青霉菌。

6. 2014 年 12 月 26 日复查胸部 CT(图 17-5)对比 2012 年 12 月 3 日老片,抗结核过程中双肺病变较前进展,双上肺及右下肺病变新增空洞样病变。

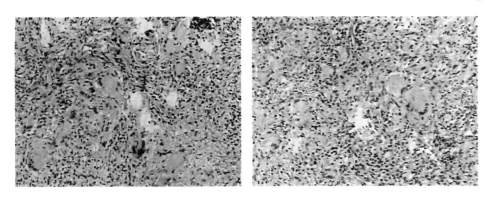

图 17-4 经皮肺穿刺活检病理

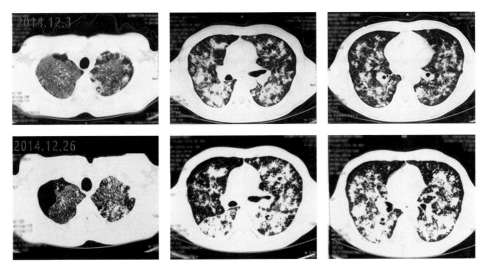

图 17-5 胸部 CT
（2014 年 12 月 26 日与 2012 年 12 月 3 日对比）

（二）随访

患者抗真菌治疗后，咳嗽、呼吸困难等症状明显缓解，肺部影像学病变明显好转（图 17-6）。随访 4 年，患者除仍有轻微咳嗽外，无其他呼吸道相关症状。

五、最后诊断及诊断依据

（一）最后诊断
马尔尼菲青霉菌肺炎

（二）诊断依据
中年男性，咳嗽、咳痰、呼吸困难，多处淋巴结肿大，慢性起病，曾长期捕捉、屠宰、食用竹鼠。实验室检查示 G/GM 试验阳性，三项病理均提示肉芽肿性炎，

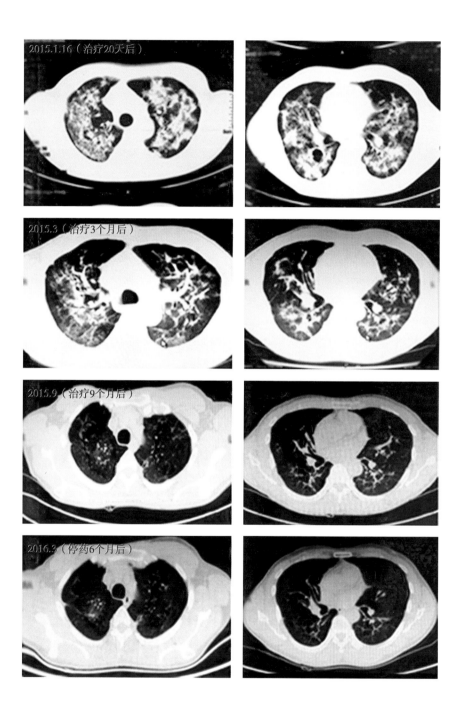

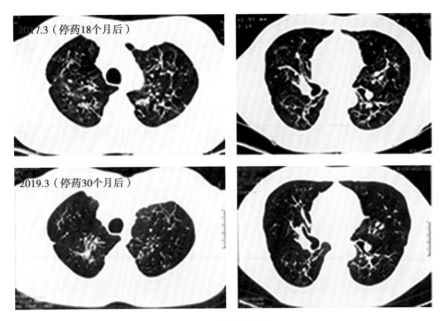

图 17-6　出院后随访 CT

（CT 时间包括 2015 年 1 月、2015 年 3 月、2015 年 9 月、2016 年 3 月、2017 年 3 月、2019 年 3 月）

PAS（+）消化 PAS（+）抗酸（-）。住院期间复查 CT 提示双肺病变在抗结核治疗期间进展，结核的可能性小。穿刺肺组织真菌培养为马尔尼菲青霉菌，考虑肺真菌病（马尔尼菲青霉菌感染）可能性大。予以抗真菌治疗后，患者症状明显好转、影像学提示病变明显好转。综上，患者诊断为马尔尼菲青霉菌肺炎。

六、经验与体会

1. 免疫状态正常患者亦可感染马尔尼菲青霉菌，引起双肺弥漫性病变[1]。

2. 在患者身体情况允许的前提下，应积极开展有创检查，寻找诊断的金标准，即病理学和病原学的依据，多管齐下更准确。

3. 勇于向实验室结果挑战，实验室与影像学结果要符合临床实际。

4. 动态观察病情变化，长程治疗及随访，临床预后是检验诊疗正确性的金标准。

5. 马尔尼菲青霉菌病最常见于 HIV 患者，也见于患有结缔组织病、糖尿病、恶性肿瘤、器官移植等基础疾病导致免疫功能不全的患者。本例患者 HIV 阴性、没有明显免疫低下的基础疾病，无免疫抑制药物使用史，但没有对其进行全面的免疫相关检测，因此不能确定患者的免疫状况。患者与马尔尼菲青霉菌的储存宿主竹鼠有接触史是确诊的重要线索。因此对于有马尔尼菲青霉菌流行区域生活或旅游、环境暴露、气候湿度等易感因素[2-6]，对以上患者应警惕是否为马尔尼菲青霉菌感染，尽早确诊并治疗。

6. 对于双肺弥漫性病变的诊断，其关键在于寻找金标准：病原学和病理学诊断。常见的诊疗技术中，无创检查包括支气管分泌物（含 BALF）送组织培养、抗酸染色、电镜下病原微生物检测（常规方法不能检测到的支、衣原体、病毒意义更大）；有创检查包括肺组织活检（病理学＋微生物培养）、肺外组织活检（淋巴结、皮肤等）；动态观察病情，包括短期变化、诊断性治疗、长期随访、疗效观察等。

（李园园）

参考文献

［1］ 谢雅利,李园园,胡成平,等.HIV 抗体阴性的马尔尼菲青霉菌病患者的易感因素及免疫状态分析.中国真菌学杂志,2016,11（3）:174-177.

［2］ 张建全,钟小宁,柳广南,等.健康宿主合并马尔尼菲青霉病的临床特征及误诊原因分析.中华内科杂志,2010,49（8）:700-701.

［3］ KAWILA R, CHAIWARITH R, SUPPARATPINYO K. Clinical and laboratory characteristics of penicilliosis marneffei among patients with and without HIV infection in Northern Thailand: a retrospective study. BMC Infect Dis, 2013, 13（1）: 464.

［4］ WONG SS, WONG KH, HUI WT, et al. Differencesinclinical and laboratory diagnostic characteristics of penicilliosis marneffei in human immunodeficiency virus（HIV）-and non-HIV-infected patients. J Clin Microbiol, 2001, 39（12）: 4535-4540.

［5］ 苏小芬,张挪富,刘春丽,等.免疫健全者播散性马尔尼菲青霉菌病一例及文献复习.中国呼吸与危重监护杂志,2013,12（3）:244-248.

［6］ 邱晔,张建全,钟小宁,等.难治性马尔尼菲青霉菌病二例.中华结核和呼吸杂志,2014,37（5）:387-389.

病例 18　肺影寻踪——发热、双肺病变

一、病史简介

（一）一般资料

男性，38 岁，江西宜春人，于 2017 年 4 月 18 日入住我院呼吸与危重症医学科。

（二）主诉

咳嗽、发热 1 月余，呼吸困难 3 天。

（三）现病史

患者 2017 年 3 月上旬无明显诱因出现咳嗽,呈阵发性干咳、无痰,有午后、夜间发热,体温最高 39.8℃,不伴寒战、盗汗,无胸痛、腹痛、尿痛等不适。自行服用"复方感冒颗粒"后体温有下降,但仍有反复发热。2017 年 3 月 20 日于当地人民医院就诊,行胸部 CT 等检查后诊断为"细菌性肺炎",住院抗感染治疗(头孢哌酮舒巴坦),症状无明显改善。2017 年 4 月 6 日转入我院急诊科完善相关检查,考虑:①肺部感染;②白细胞减少;③贫血原因待查,先后予以"拉氧头孢(疗程 3 天)、莫西沙星(疗程 6 天)"抗感染治疗。体温出现下降趋势,波动在 36.5~37.5℃。2017 年 4 月 15 日患者出现呼吸困难,活动后加重,可平卧,予以"左氧氟沙星联合卡泊芬净(疗程 2 天)"抗感染,输注浓缩红细胞纠正贫血等治疗,患者病情无明显好转。2017 年 4 月 18 日转入呼吸 ICU。起病以来,患者食欲、精神稍差,睡眠、大小便尚可,体重减轻 5kg。

（四）既往史

2016 年 12 月因双下肢小腿部皮肤病变,于当地医院就诊诊断为双下肢皮肤"脓肿",予以切开引流后皮肤病变逐渐愈合。否认结核病及密切接触史。

（五）个人史

吸烟 20 余年,每日 1 包,偶有饮酒。

二、入院检查

（一）体格检查

1. 体温 37.5℃,心率 113 次 /min,呼吸 25 次 /min,血压 117/68mmHg。

2. 急性病容,全身浅表淋巴结未触及明显肿大。

3. 左侧面部可见 2 个约 0.4cm×0.4cm 丘疹,无红肿热痛,触之有液波感。

4. 胸廓对称,双肺呼吸音粗,未闻及明显啰音。

5. 心率 113 次 /min,心律整齐,未闻及明显心音异常及心脏杂音。

6. 双下肢皮肤可见多发瘢痕形成,未见杵状指 / 趾。

（二）实验室检查

1. 血常规(2017 年 4 月 17 日)WBC $2.8×10^9$/L, Hb 67g/L, PLT $238×10^9$/L,中性粒细胞百分比 71%,尿常规正常;大便 +OB 阴性。

2. 肝功能 ALB 26.2g/L;肾功能正常;心肌酶无明显异常。

3. CRP 126mg/L, ESR 120mm/h; PCT 0.53ng/ml。

4. 风湿、免疫全套、ANCA、血管炎三项、狼疮全套、ANA 谱阴性;肿瘤 7 项阴性。

5. 病毒全套、呼吸道九联检、巨细胞病毒 DNA、寄生虫全套、结核抗体、结核 T–SPOT、GM/G 试验,输血前四项阴性。痰涂片抗酸染色、血培养阴性。

6. 骨髓穿刺细胞学检查骨髓增生减低,粒系减低,红系增高,巨核细胞及血小板分布正常。

7. 入院前3次胸部CT对比(2017年4月3日,2017年4月7日,2017年4月17日)双肺弥漫性病变,中外带病灶较前增多,考虑感染可能性大(图18-1)。

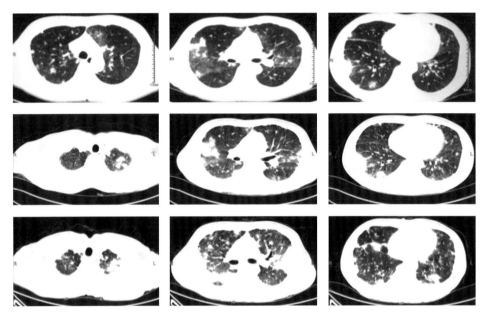

图 18-1　胸部 CT

(由上至下分别是 2017 年 4 月 3 日,2017 年 4 月 7 日,2017 年 4 月 17 日)

8. 电子支气管镜检查示支气管炎症(图18-2),BALF细菌、真菌培养阴性。

三、临床分析

(一)病例特点回顾

1. 青年男性,病程1月余,有发热,干咳,呼吸困难;既往有双下肢皮肤病变病史。

2. 呼吸频率增快,贫血貌,面部有皮疹,双下肺少许湿性啰音。

3. Ⅰ型呼吸衰竭,白细胞减少,贫血,骨髓增生减低。CRP、ESR明显升高,PCT轻度升高。

4. 肺部CT示双肺病变,多发结节及斑片渗出影,逐渐增多融合实变。

5. 广谱抗细菌治疗肺部影像无吸收,使用莫西沙星抗感染治疗,体温疑似有下降趋势。

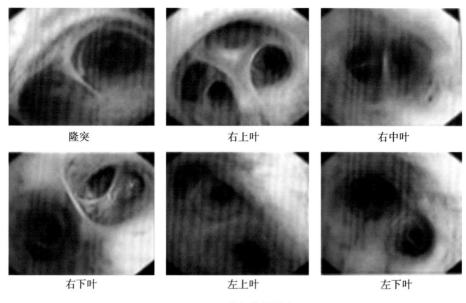

隆突　　　　　　　　　右上叶　　　　　　　　右中叶

右下叶　　　　　　　　左上叶　　　　　　　　左下叶

图 18-2　支气管镜检查

（二）诊断分析

总结该患者病例特点,青年男性,有发热、双肺病变,伴血液系统受累(白细胞、血红蛋白减低)。以发热、双肺病变及白细胞减少、贫血两个问题进行诊断分析(图 18-3)。

1. 发热、双肺病变的诊断分析

(1) 肺部感染性疾病:患者有发热、咳嗽、呼吸困难等呼吸系统表现,实验室检查提示炎症指标(CRP、ESR、PCT)升高,胸部 CT 见肺部斑片状渗出实变影。患者白细胞减少可能存在免疫力低下,不排除特殊病原体(结核、真菌)感染可能,需进一步寻找病原学证据,必要时行肺穿刺活检完善肺组织病理检查(特殊染色)、组织培养。

(2) 非感染性病变:患者无咳痰,支气管镜检查未见化脓性炎症,经广谱抗生素(覆盖细菌)治疗后体温无明显下降趋势。结合患者胸部影像学特点,需要与机化性肺炎等非感染性病变鉴别。

2. 白细胞减少、贫血的诊断分析

(1) 血液系统疾病:考虑淋巴瘤、MDS 可能,但暂无明显骨髓病态造血证据,需要进一步完善骨髓细胞染色体、骨髓基因检测,必要时行骨髓活检。

(2) 非血液系统疾病:感染相关性白细胞减少、贫血?结缔组织疾病可以累及肺部及血液系统而出现发热、双肺病变及血细胞减少等,但患者暂无特征性自身抗体阳性,系统性红斑狼疮、系统性血管炎等依据不足。

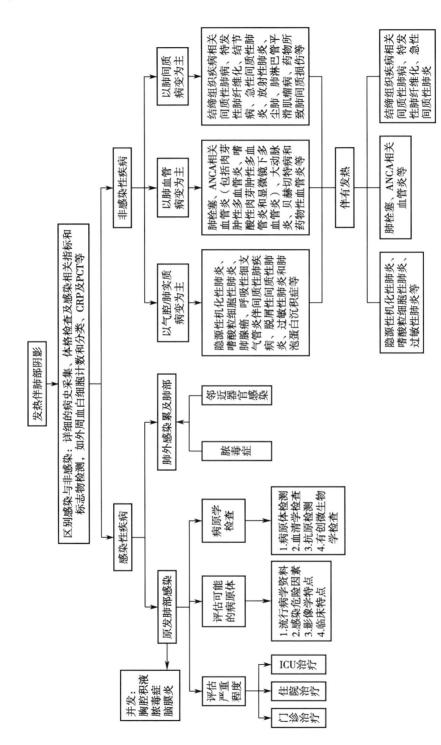

图 18-3 感染性和非感染性肺部疾病的鉴别诊断流程[1]

四、进一步检查,诊治过程及随访

(一)进一步检查及追问病史

1. CT引导下经皮肺穿刺活检病理(图18-4)(右肺上叶)送检肺穿刺组织2条,肺泡结构存在,肺泡隔增宽并纤维化,肺泡腔内较多纤维样物质渗出,并早期机化改变,另见少量淋巴细胞及巨噬细胞,未见肉芽肿性病变,倾向炎性病变并早期机化。特殊染色结果:抗酸染色(-),PAS(-),氯氨银染色(-)。

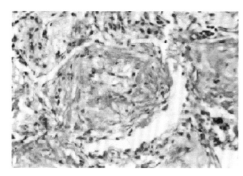
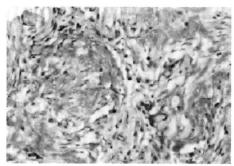

图18-4 肺穿刺活检组织病理

2. 肺穿刺活检组织培养阴性。

3. 骨髓染色体、基因检查 骨髓FISH:7q-,+8。*TCRB*基因存在缺失现象。骨髓染色体结果回报6个分裂象均可见+8。

4. 追问病史 2016年8月患者于当地医院查血常规发现贫血(贫血病史半年以上)。患者2016年12月因双下肢小腿部皮肤脓肿于当地医院行切开引流,病理检查结果提示真皮层大量中性粒细胞浸润。

(二)诊治过程

1. 入院后改用莫西沙星联合伏立康唑或卡泊芬净(4月18日~5月1日)抗细菌、真菌治疗,4月22日~5月1日诊断性抗结核治疗(异烟肼、利福平、乙胺丁醇、吡嗪酰胺)。间断输入同型浓缩红细胞纠正贫血。患者仍有发热,呼吸困难进一步加重,5月4日复查胸部CT示双肺病变较前进一步加重(图18-5)。

2. 5月4日肺穿刺活检病理结果回报考虑机化性肺炎,开始予以甲泼尼龙(80mg/d×3天后改为40mg/d维持)抗感染治疗,同时停用抗真菌治疗。患者体温逐渐下降至正常(5月7日体温恢复正常),呼吸困难症状好转。5月15日(激素治疗10天)复查胸部CT示双肺病灶较前明显吸收好转(图18-5)。

(三)随访

患者2017年6月复查胸部CT示双肺病变进一步吸收好转。

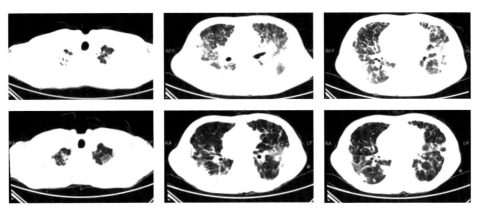

图 18-5　胸部 CT

（由上至下分别是 2017 年 5 月 4 日，2017 年 5 月 15 日）

五、最后诊断及诊断依据

（一）最后诊断

1. MDS

2. 继发性机化性肺炎

3. Ⅰ型呼吸衰竭

4. Sweet 综合征?

5. 贫血

（二）诊断依据

1. 青年男性，既往 2016 年血常规提示贫血（病史半年以上），实验室检查有白细胞减少、贫血，骨髓染色体及骨髓基因检测均提示 7 号染色体长臂缺失（7q-）和 8 号染色体三体（+8），考虑 MDS 诊断成立。

2. 患者有干咳、发热、呼吸困难呼吸系统症状，胸部 CT 示肺野外带胸膜下分布为主的斑片状渗出、实变影。肺穿刺活检病理提示肺泡腔多纤维样物质渗出，并早期机化改变。经甲泼尼龙抗感染治疗后双肺病变较前明显吸收好转。综合患者胸部影像学特点及肺组织活检病理结果考虑机化性肺炎诊断成立。

3. 患者 2016 年 12 月双下肢皮肤病变，病理提示真皮层大量中性粒细胞浸润，结合患者 MDS 诊断考虑 Sweet 综合征可能[2]。

六、经验与体会

1. 发热并双肺病变常见于感染性病变，但同时也需要与非感染性病变相鉴别。本病例中患者双肺病变经广谱抗感染治疗无效，需要考虑非感染性病变，结合双肺病变影像学特点（肺野外带胸膜下分布为主的斑片状渗出、实变影）及肺穿刺活检病理进一步确诊为机化性肺炎。但在临床中 MDS 患者双肺病变多为感染性病变,合并机化性肺炎(非感染性病变)不多见。追问病史该患者出现呼吸系统症状前有皮肤受累表现,病变皮肤活检病理提示大量中性粒细胞浸润真皮层,考虑皮肤病变为 MDS 继发出现的 Sweet 综合征所致可能。结合文献中的病例报道,Sweet 综合征常继发于肿瘤(特别是血液系统肿瘤),如同时又有肺部病变,需要考虑到机化性肺炎可能。

2. 患者在 MDS 基础上出现机化性肺炎[3],我们应该尽量寻求用一元论来解释,通过追问病史及既往重要检查结果,查阅文献推导患者存在 Sweet 综合征,进一步揭示疾病真相,并经过逻辑推导验证诊断是否可解释疾病过程全貌,避免漏诊或误诊。

（杨 威）

参考文献

［1］ 发热伴肺部阴影鉴别诊断共识专家组 . 发热伴肺部阴影鉴别诊断共识专家组 . 中华结核和呼吸杂志, 2016, 39（3）: 169-176.

［2］ TZELEPIS E, KAMPOLIS F, VLACHADAMI I, et al. Cryptogenic organizing pneumonia in Sweet's syndrome: case report and review of the literature. The Clinical Respiratory Journal, 2014, 10（2）: 250-254.

［3］ GARG RAJEEV, SOUD YOUSSEF, LAL RAJIV, et al. Myelodysplastic syndrome manifesting as Sweet's syndrome and bronchiolitis obliterative organizing pneumonia. The American Journal of Medicine, 2006, 119（11）: e5-e7.

病例 19　一波三折,谁主沉浮

一、病史简介

（一）一般资料
男性,43 岁,湖南省娄底市新化县人,2017 年 10 月 16 日入住我院消化内科。

（二）主诉
体检发现腹水 2 个月。

（三）现病史
患者诉 2 个月前体检发现腹水,无腹痛、腹胀,无恶心、呕吐,无发热,无咳嗽、咳痰,为求进一步诊治入我院。自发病以来,患者精神、睡眠、食欲尚可,大小便正常,体重未见明显变化。

（四）既往史
否认"肝炎""结核"等传染病及其接触史,无外伤手术史,无输血史,无药物及食物过敏史,预防接种史不详。

（五）个人史

生于原籍,未久居外地。无血吸虫疫水接触史,吸烟 10 年,20 支 /d。

二、入院检查

（一）体格检查

1. 体温 36.7℃,心率 86 次 /min,呼吸 14 次 /min,血压 110/84mmHg。

2. 神志清楚,查体合作,自主体位,慢性病容,皮肤巩膜无黄染,浅表淋巴结未扪及肿大。

3. 胸廓对称无畸形,双肺呼吸音清,未闻及干湿啰音,心前区无隆起,心界不大,心率 86 次 /min,未闻及杂音。

4. 腹平软,未见腹壁静脉曲张,无胃肠型及蠕动波,无压痛及反跳痛,肝脾肋下未及,移动性浊音阴性,肠鸣音 5 次 /min,双下肢无浮肿。

（二）实验室检查

1. 胰腺 CT　①少量腹水,大网膜增厚,密度增高,肝内多发斑片状低密度灶,肝门区、胃及胰周、腹膜后多发大小不等淋巴结,性质待定:结核可能,恶性肿瘤待删;②左肾小结石;③胃窦部胃壁稍增厚;④脾内多发钙化灶。

2. 腹水彩超　腹腔积液(不宜穿刺定位)。

（三）诊断思路

从引起腹水常见病因入手,完善相关检查以鉴别诊断。

脏器原因:心、肝、肾、胆胰;

感染性:结核感染?

肿瘤性;

风湿结缔组织疾病;

营养不良性。

（四）完善相关检查

1. 血常规　WBC 11×10^9/L, Hb 153g/L, PLT 432×10^9/L, 嗜酸性粒细胞 5.4×10^9/L,嗜酸性粒细胞百分比 49%。

2. 大便常规及尿常规无异常。

3. 肝功能 + 肝病酶学　ALB 36.3g/l, GLO 44.3g/l, AKP 183.5IU/L, 余无异常。

4. 血淀粉酶、肾功能、血脂、电解质、血清同型半胱氨酸、凝血常规、血糖无明显异常。

5. 输血前四项示阴性。肝炎全套示 HBeAb 阳性,HBcAb 阳性,余均为阴性。自身免疫性肝炎全套阴性。

6. ESR 91mm/h, CRP 17.9mg/L。

7. 结核抗体阴性。

8. T-SPOT 阳性（A：7，B：13）。

9. 肿瘤标志物 12 项铁蛋白 328.73ng/ml，CA12-5 81.19KU/L，余无异常。

10. 心电图未见明显异常。

11. 胸片　①支气管疾患；②双肺野结核（伴纤维化）？③双下肺野索条影：炎症？其他？④右侧胸腔少量积液（图 19-1）。

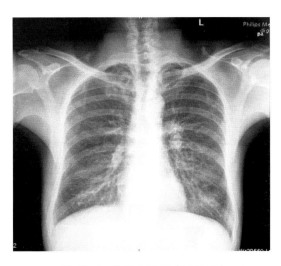

图 19-1　胸片（2017 年 10 月）

12. 胃镜慢性（非萎缩性）浅表性胃炎（图 19-2）。

13. 肠镜结肠多发息肉。病理：（横结肠）炎性息肉，淋巴组织增生（图 19-3）。

（五）第一次出院诊断及治疗

1. 根据目前病史及检查结果，可基本排除脏器原因（心肝肾胆胰）、风湿结缔组织疾病、营养不良等病因；肿瘤性目前暂无依据；是否为感染性？

2. 患者有多浆膜腔积液、嗜酸性粒细胞明显增高、T-SPOT 阳性、胸部影像学检查考虑肺结核可能，腹腔多发淋巴结肿大，可以用一种疾病解释吗？

3. 出院诊断　多浆膜腔积液（结核可能性大）

肺结核（伴纤维化）

腹腔淋巴结肿大（结核可能性大）

4. 治疗　异烟肼 + 利福平 + 乙胺丁醇三联诊断性抗结核治疗，并护肝治疗，带药出院。

（六）出院后病情变化及第二次入院

1. 患者出院后未诉特殊不适，规律抗结核治疗，复查发现仍有多浆膜腔积液。

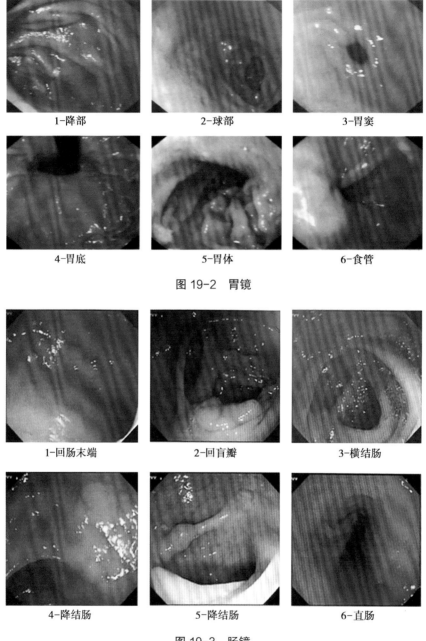

1-降部	2-球部	3-胃窦
4-胃底	5-胃体	6-食管

图 19-2　胃镜

1-回肠末端	2-回盲瓣	3-横结肠
4-降结肠	5-降结肠	6-直肠

图 19-3　肠镜

2. 2018 年 3 月无明显诱因发现右侧腹部出现游走性包块,当地行穿刺活检,病理初步回报考虑间叶组织源性肿瘤。

3. 患者为求进一步诊治,于 2018 年 4 月再次入住我科。

4. 再次入院体格检查　体温 36.7℃, 心率 86 次/min, 呼吸 16 次/min, 血压 110/84mmHg, 神清合作, 自主体位, 面色灰暗, 慢性病容, 皮肤巩膜无黄染, 浅表淋巴结未扪及肿大, 胸廓对称无畸形, 双下肺叩诊浊音, 双下肺呼吸音低, 未闻及干湿啰音, 心前区无隆起, 心界向两侧扩大, 心率 86 次/min, 心音低, 心音遥远, 未闻及其他杂音。毛细血管搏动征阳性。腹平软, 未见腹壁静脉曲张, 右下腹可扪及一花生米大小肿块, 形态欠规则, 边界不清, 无胃肠型及蠕动波, 无压痛及反跳痛, 肝脾肋下未及, 移动性浊音阴性, 肠鸣音 5 次/min, 双下肢无浮肿。

（七）复查相关检查

1. 血常规　WBC 7.8×10^9/L, Hb 134g/L, PLT 334×10^9/L, 嗜酸性粒细胞 2.6×10^9/L, 嗜酸性粒细胞百分比 32.9%。

2. 尿常规、大便常规 +OB 正常。

3. 肝功能　白蛋白 39.2g/L, 余正常。

4. ESR 56mm/h, CRP 9.47mg/L。

5. 肿瘤标志物 12 项 CA12-5 173.72IU/ml, 余无异常。

6. T-SPOT 阳性（A: 6, B: 12）。

7. 腹部超声肝门区、胰周多发淋巴结肿大。

8. 腹膜超声未见明显增厚。

9. 右侧腹壁皮下软组织彩超右侧腹壁混合性肿块。

10. 胸片: ①支气管疾患; ②双肺野结核（伴纤维化）? ③双下肺炎症较前进展; ④双肺胸腔积液较前进展（图 19-4）。

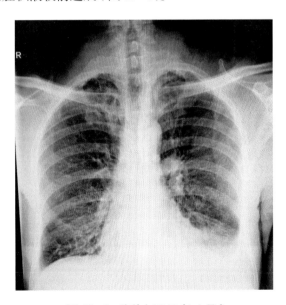

图 19-4　胸片（2018 年 4 月）

11. **胸腹部盆腔 CT 平扫增强** 对比影像归档和通信系统（PACS）2017 年 8 月 29 日检查：①腹水较前增多，伴部分腹膜带状稍增厚，性质待定，请结合实验室检查；②胰周脂肪间隙显示较前清晰，左侧肾前筋膜增厚较前缓解；肝门区、胃及胰周、腹膜后见多发大小不等淋巴结影较前缩小；③右侧腹外斜肌肿胀，原因待查：炎症？挫伤？请结合临床及必要时磁共振追踪复查；④慢性支气管疾患，肺气肿，肺大疱形成，右中肺、左上肺下舌段及双下肺纤维化；⑤双上肺陈旧性肺结核；⑥双侧胸腔积液，相邻肺组织膨胀不全；纵隔胸膜腔及心包腔少量积液（图 19-5）。

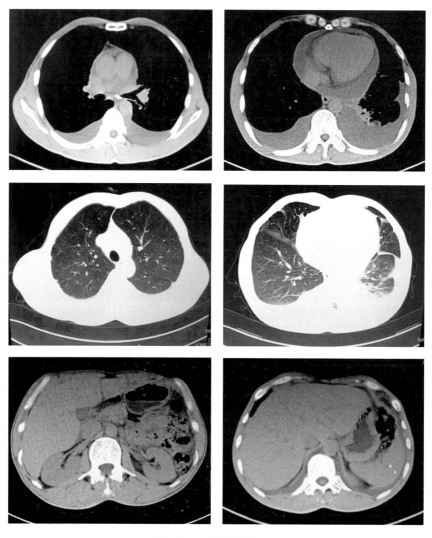

图 19-5　胸腹盆腔 CT

12. 心脏彩超示心包积液。

13. 腹部超声示肝门区、胰周多发淋巴结肿大。

14. 腹膜超声示未见明显增厚。

15. 右侧腹壁皮下软组织彩超示右侧腹壁混合性肿块。

16. 完善左侧胸腔穿刺置管术并送检胸腔积液。

常规示黄色,混浊,比重 1.027,李凡它试验(+),细胞总数 1 220.0×10^6/L,WBC 720.0×10^6/L,单核细胞 75.0%。

生化示 TP 45.0g/L,ALB 25.5g/L,LDH 190.0IU/L,ADA 9.3IU/L。

胸腔积液抗酸染色示阴性。

17. 完善心包穿刺置管术并送检心包积液。

常规示黄色,混浊,白细胞(镜检)3+/HP,红细胞(镜检)1+/HP,脓细胞 0~1 个/HP,多核细胞 95.0%。

生化示 TP 72.3g/L,ALB 31.9g/L,LDH 2 675.0IU/L,ADA 37.1IU/L,抗酸染色阴性。

肿瘤标志物 12 项 CA12-5 828.43IU/ml。

病理回报:(心包积液涂片、细胞蜡块、液基细胞学)见大量淋巴细胞、中性粒细胞、个别组织细胞,未见肿瘤细胞。

三、临床分析

(一)病例特点回顾

1. 中年男性患者,病程 8 个月。

2. 多浆膜腔积液,腹壁游走性包块。

3. 嗜酸性粒细胞持续性升高,T-SPOT 阳性。

4. 影像学提示多浆膜腔积液,腹膜增厚,淋巴结增大,肺部多形性病变。

5. 抗结核治疗后病情进展。

6. 胸腔积液及心包积液送检提示渗出液,未找到结核及肿瘤相关证据。

(二)诊断分析

患者以腹水为首发症状,我们从腹水查因入手进行分析(图 19-6)。

1. 多浆膜腔积液患者,虽然肺部有陈旧性结核病灶,T-SPOT 多次复查阳性,经过抗结核治疗后,病情进展,多浆膜腔积液较前明显加重,可排除结核诊断。

2. 胸腔积液及心包积液送检提示渗出液,多次送检未找到肿瘤相关证据。

3. 患者多次复查嗜酸性粒细胞,均明显增高,需排除寄生虫感染、血液系统疾病可能,完善寄生虫全套、大便找寄生虫、腹部肿块病检、骨髓穿刺等相关检查进一步明确诊断。

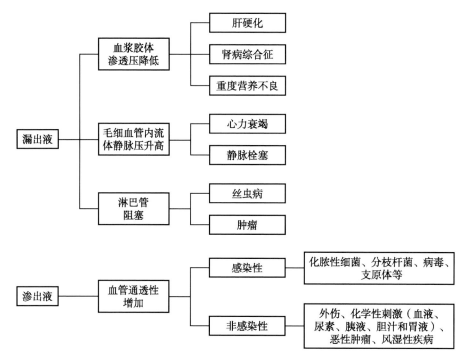

图 19-6　漏出液和渗出液对比

四、进一步检查、诊治过程及随访

（一）进一步完善检查

1. 骨髓细胞学检查　骨髓增生活跃,粒系活跃,红系偏低,嗜酸性粒细胞升高,占 26.5%,浆细胞占 2.5%。

2. 寄生虫全套　肺吸虫抗体阳性,血吸虫抗体弱阳性。

3. 湘雅医学院寄生虫教研室　血肺吸虫抗体阳性,大便未见肺吸虫及其他寄生虫虫卵及成虫,胸腔积液肺吸虫抗体阳性,F-ELISA 阳性。

4. 腹壁肿块活检病理　（腹壁肌层肿块）送检肌肉脂肪组织中见大量嗜酸性粒细胞浸润,区域坏死,嗜酸性肉芽肿及夏科雷登结晶形成,考虑寄生虫感染（图 19-7）。

（二）补充病史

患者幼时及两年前有生食螃蟹病史

（三）诊断

1. 肺吸虫病

2. 嗜酸细胞增多症

3. 嗜酸性肉芽肿

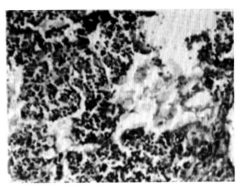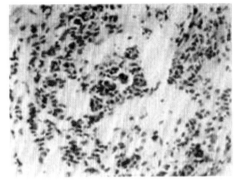

图 19-7　腹壁肿块病理

4. 多浆膜腔积液（肺吸虫所致可能性大）

5. 腹壁肿物（肺吸虫所致可能性大）

（四）治疗

1. 吡喹酮每天 3 次，每次 25mg/kg，口服，连服 3 天，1 周之后复查，若未完全缓解，再次予以吡喹酮驱虫治疗 1 疗程。

2. 监测患者嗜酸性粒细胞、胸腔积液、腹水及皮下包块变化。

3. 禁止再次食用生的螃蟹及青蛙等。

（五）随访

患者口服吡喹酮治疗 3 个周期后复查。

1. 血常规　WBC 6.0×10^9/L，Hb 143g/L，PLT 336×10^9/L，嗜酸性粒细胞 0.42×10^9/L ↓，嗜酸性粒细胞百分比 7% ↓。

2. 肝功能、肝病酶学　正常。

3. ESR、CRP　正常。

4. 胸腹部超声　胸腔及腹腔未见明显积液声像。

5. 心脏彩超　心包腔内未见明显液性暗区。

五、最后诊断及诊断依据

（一）最后诊断

肺吸虫病（paragonimiasis）

（二）诊断依据

中年男性患者，有食或半生食含囊蚴的蝲蛄（小龙虾）、溪蟹或沼虾、溪水等病史，有游走性皮下包块等。痰、粪或各种体液找到虫卵或皮下结节等活检虽未找到虫卵、童虫或成虫，但免疫学检测阳性。

六、MDT 专家点评

近年来肺吸虫病误诊率高,除了由于肺吸虫病临床表现复杂多样,局部症状不典型之外,主要是医务人员对本病认识不够,惯性思维,仅仅考虑常见病、多发病,而造成误诊。

七、经验与体会

肺吸虫病又称肺并殖吸虫病,为卫氏并殖吸虫、斯氏狸殖吸虫等并殖吸虫寄生人体所致的一种自然免疫源性疾病。

人因生食或半生食含囊蚴的蝲蛄(小龙虾)、溪蟹或沼虾、溪水等感染。

主要是由于成虫、童虫虫体和虫卵在人体的肺、支气管、胸膜及其他器官组织游走、寄生和沉着或其他代谢物等抗原物质所造成的机械性、毒素性炎症及免疫病理反应损害(图19-8)。

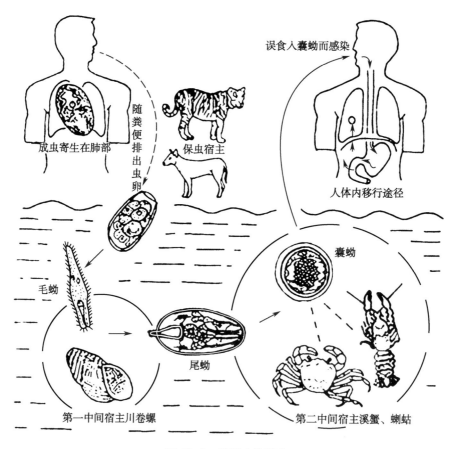

图 19-8　肺吸虫生活史

本病多发生于青壮年男性,这可能与个人的饮食习惯有关。潜伏期长短差异悬殊,可至数天到十余年,大多数在一年内。起病多缓慢,临床表现以呼吸系统症状(咳嗽、咳痰、胸痛、喘息等)及皮下结节或包块,也可以有腹痛、腹泻、头痛、癫痫发作等。

斯氏狸殖吸虫可引起明显嗜酸性粒细胞升高,肺损害相对较轻,很少有典型的咳铁锈色痰或烂桃样痰,胸腔积液多见。主要临床表现是皮下包块,肝损害、脑内伴蛛网膜下腔出血等也较常见[1]。

胸部影像学在感染早期可见隧道样、毛玻璃样或斑片状浸润影,还可见单侧或双侧胸腔积液,感染后期表现多样化,可见囊肿样透亮区,斑片状、条索状、结节状等影像。斯氏狸殖吸虫典型肺部 X 线变化少见,部分患者看见小片浸润阴影,胸腔积液多见[2]。

诊断标准:①有食或半生食含囊蚴的蝲蛄(小龙虾)、溪蟹或沼虾、溪水等病史;②有长期咳嗽、咳铁锈色痰或癫痫、头痛、瘫痪等,或有持续性皮下结节或包块等,或有游走性皮下结节或包块等;③痰、粪或各种体液找到虫卵或皮下结节等活检找到虫卵、童虫或成虫是确诊的依据;④免疫学检测的特异性和敏感性高,有助于诊断(对病原学诊断比较困难的斯氏狸殖吸虫尤为重要)[3]。

鉴别诊断:肺吸虫病易与结核性渗出性胸膜炎、肺炎、特发性嗜酸性粒细胞增多综合征、肺癌等相混淆[4]。

(谷 欢 徐美华)

参考文献

[1] 何芳,刘艳科,封文军,等.以嗜酸粒细胞增多及胸腹腔积液为主要表现的肺吸虫病.临床误诊误治,2015,28(4):54-55.

[2] SHIM SS, KIM Y, LEE JK, et al. Pleuropulmonary and abdominal paragonimiasis: CT and ultrasound findings. Br J Radiol, 2012, 85(1012): 403-410.

[3] 李彦,孙黎,马传良,等.肺吸虫病诊治现状的分析研究.四川医学,2015,36(9):1279-1283.

[4] 何芳,刘艳科,封文军,等.以嗜酸粒细胞增多及胸腹腔积液为主要表现的肺吸虫病.临床误诊误治,2015,28(4):54-55.

病例 20　肿胀手背后的故事

第一次住院情况介绍

一、病史简介

（一）一般资料

女性,50 岁,湖南娄底人,2017 年 2 月 18 日第一次入住我院肾内科。

（二）主诉

精神异常、发现肌酐增高 8 月,左上肢肿胀 5 月。

（三）现病史

患者工作时与人争吵后出现精神行为异常,表现为"被害妄想",头颅 CT、磁共振检查未见异常。患者就诊于某医院精神科,口服药物治疗(具体用药不详)后症状稍有缓解。此后精神症状反复出现,于 2016 年 8 月 15 日就诊于当地医院,检查发现尿蛋白(++)、血肌酐 1 200μmol/L,诊断"慢性肾炎综合征,CKD5 期",予以血液透析治疗后精神症状明显缓解。为建立长期血管通路,患者于 2016 年 9 月 12 日行左前臂动静脉内瘘成形术。术后出现左上肢肿胀,考虑因术后充血水肿导致,未予特殊处理,嘱患者出院观察。出院后患者未进行血透治疗,血肌酐维持在 100~200μmol/L。患者左上肢肿胀逐渐加重,遂于 2017 年 1 月 23 日再次入住当地医院并行内瘘结扎术,术后左上肢肿胀仍未缓解。为求进一步诊治,患者于 2017 年 2 月 18 日第一次入住我院肾内科。

（四）既往史

体健,无高血压、糖尿病史;否认肝炎、结核病史及其密切接触史。

（五）个人史

无特殊,无毒物接触史。

（六）月经史及婚育史

$16\dfrac{4-6}{30}48$,21 岁结婚,生育 1 子 1 女,顺产,无流产史。配偶及儿女体健。

（七）家族史

无特殊。

二、入院检查

（一）体格检查

1. 体温 36.6℃,心率 90 次 /min,呼吸 20 次 /min,BP 155/105mmHg(双侧

上、下肢血压无明显差异）。

2. 慢性病容,胸壁可见静脉显露,左侧明显。

3. 双肺未闻及明显湿啰音,心界无扩大。

4. 腹软,无压痛反跳痛、腹部移动性浊音阴性。

5. 双下肢轻度对称凹陷性浮肿。

6. 左上肢浮肿明显（左上臂围 33cm,右上臂围 23cm）（图 20-1）。

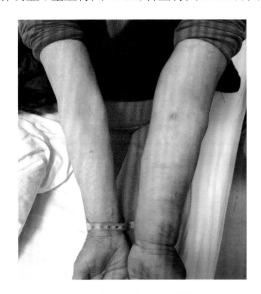

图 20-1　患者左上肢浮肿

（二）辅助检查

1. 实验室检查

（1）血常规:Hb 102g/L, PLT 206 × 10⁹/L, WBC 8.2 × 10⁹/L。

（2）尿沉渣分析 + 蛋白定性:镜检 RBC 0~2 个 /HP,尿蛋白（ + ）,0.56g/24h。

（3）肝功能:TP 65.5g/L, ALB 32.1g/L, GLO 33.4g/L, A/G 1.0,余正常。

（4）肾功能:BUN 11.51mmol/L, Cr 186μmol/L, UA 473.9μmol/L。

（5）血糖、血脂:大致正常。

（6）免疫全套:C4 123mg/L, C3 754mg/L, IgG 16g/L, IgA 809mg/L。

（7）狼疮全套:ANA（1∶80 颗粒型）、抗双链 DNA（ – ）。

（8）ANA 全套:抗 nRNP/Sm 抗体弱阳性、抗 Sm 抗体弱阳性。

（9）血管炎三项 +ANCA:阴性。

（10）血、尿免疫固定电泳:阴性。

（11）凝血常规:血浆纤维蛋白原降解产物 11.2mg/L, D- 二聚体 1.26mg/L,余正常。

2. 影像学检查

（1）胸片：心影增大，双肺纹理增粗。

（2）腹部彩超：左肾 91mm×41mm，右肾 94mm×35mm，双肾实质病变 A 级，血流分布正常。

（3）心脏彩超：左房、左室大；二尖瓣及肺动脉瓣轻度反流；三尖瓣中度反流；左心功能减退（射血分数 48%）；少量心包积液。

（4）血管彩超：①左侧颈内静脉血栓形成；②左侧锁骨下静脉血栓形成；③左侧头静脉血栓形成。

三、入院诊断

（一）慢性肾功能不全 CKD3 期

肾性贫血

（二）肿胀手综合征

（三）高血压病 2 级 极高危

高血压心脏病

（四）手术后状态（左侧动静脉内瘘结扎术后）

四、治疗和转归

通过血管通路多学科联合会诊，考虑患者系静脉血栓导致内瘘术后肿胀手，尽管左上肢肿胀病程有 5 个月，但是肿胀程度在进行性加重，超声也提示有新发血栓形成，有溶栓的指征。予以尿激酶溶栓、低分子肝素抗凝及弹力绷带加压等处理，患者左上肢肿胀明显缓解。出院后嘱患者予以华法林抗凝治疗 2.5mg，每日 1 次起，根据 INR 水平调整剂量，INR 水平控制在 2~3 之间，疗程 3 个月。

第二～四次住院情况介绍

一、病史介绍

患者因腹胀 4 个月，于 2017 年 8 月 15 日、2017 年 9 月 22 日、2017 年 11 月 12 日多次入住我院肾内科。

患者入院前在外院检查发现大量腹水，多次行腹腔穿刺引流，病因不明确，腹水顽固性增长。

二、入院检查

（一）体格检查

1. 体温 36.8℃，心率 91 次 /min，呼吸 20 次 /min，血压 96/62mmHg（双侧

上、下肢血压无明显差异）。

2. 双侧颈静脉充盈，双下肺呼吸音低，双上肺可闻及散在湿啰音。

3. 腹膨隆，腹壁张力大，脐外突，胸、腹壁静脉显露，腹部张力大，移动性浊音阳性。

4. 双下肢皮温低，四肢无明显浮肿。

（二）辅助检查

1. 实验室检查

（1）血常规：Hb 98g/L，PLT 90×10^9/L，WBC 8.2×10^9/L。

（2）肝功能：ALB 30.2g/L，余正常。

（3）肾功能：BUN 10.21mmol/L，Cr 164μmol/L，UA 414.8μmol/L。

（4）免疫全套：C4 110mg/L，C3 499mg/L。

（5）风湿全套＋狼疮全套＋ANA 全套＋自身免疫性肝炎全套：ANA 1：80（颗粒型）。

（6）血管炎三项＋ANCA：阴性。

（7）凝血常规：血浆纤维蛋白原降解产物 9.2mg/L，D- 二聚体 1.51mg/L，余正常。

（8）腹水常规：微混，比重 1.022，李凡它试验弱阳性，细胞总数 880×10^6/L，WBC 50×10^6/L，多核细胞 10%，单核细胞 90%。

（9）腹水生化：TP 34.4g/L，ALB 15g/L，GLO 18.9g/L，LDH 108IU/L，ADA 5.1IU/L。

（10）抗心磷脂抗体：弱阳性。

（11）β_2 糖蛋白 1（β_2GP1）IgG：阴性。

（12）狼疮抗凝物：初筛（LA1）91.8s，确诊（LA2）37.4s。

（13）Ham's 试验阴性、Coomb's 试验阴性。

（14）蛋白 C、蛋白 S、抗凝血酶Ⅲ水平正常。

2. 影像学检查

腹部彩超：

（2018 年 2 月）左肾 85mm×41mm，右肾 83mm×35mm，双肾实质病变 B 级，血流分布减少。

（2017 年 8 月）左肾 91mm×41mm，右肾 94mm×35mm，双肾实质病变 A 级，血流分布正常。

三、临床分析和进一步检查

（一）腹水查因

根据腹水的 SAAG 分类，患者 SAAG ≥11g/L（15g/L），高梯度腹水提示存在门静脉高压，可见肝实质病变：肝硬化、酒精性肝炎、暴发性肝衰竭、肝癌（原发或转移）、妊娠脂肪肝等；或肝血管病变：Budd-Chiari 综合征、肝小静脉闭锁症、门静脉血栓形成等；或心源性腹水。根据患者既往没有饮酒、肝病病史，肝功能正常、超声未见肝硬化及占位等情况，可排除肝实质病变。为进一步排除心源性腹水及肝血管病变导致的腹水，我们进一步完善了心脏彩超和下腔静脉 CTV、CTA（图 20-2）。

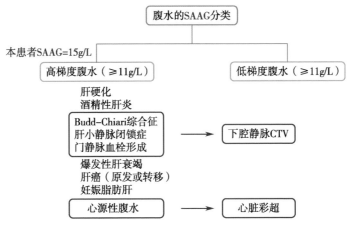

图 20-2　腹水查因诊断思路

1. 心脏彩超（表 20-1）

2017 年 2 月 3 日：左房、左室大，左心功能减退。

2017 年 8 月 30 日：左房、左室、右房大，肺动脉高压，下腔静脉增宽。

2017 年 9 月 25 日：全心大，肺动脉高压，下腔静脉增宽。

表 20-1　心脏彩超结果

	LV	LA	EF	RV	4CV	RA	PA	SPAP（mmHg）
2017-2-3	53	44	48%	16	30	37×48	18	
2017-8-30	53	48	46%	12	41	44×50	27MPA36	58
2017-9-25	56	49	53%	16	38	51×45	23MPA35	82

2. 下腔静脉 CTV　下腔静脉、肝静脉、门静脉显影均未见明显异常。

3. 腹主动脉 CTA

（1）腹主动脉 L_1 水平以下，双侧髂总动脉管腔未见充盈（图 20-3），管腔缩小，血栓形成？

（2）右肾动脉较细，左肾动脉未见显影（图 20-3）。

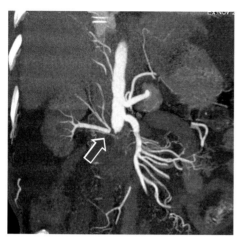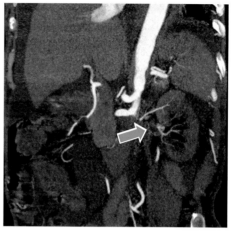

图 20-3　腹主动脉 CTA

（红色箭头示双侧髂总动脉管腔未见充盈，蓝色箭头示右肾动脉较细，左肾动脉未见显影）

（二）肺动脉高压查因

患者心脏彩超提示进行性肺动脉高压，肺动脉高压常见以下情况（图 20-4）。

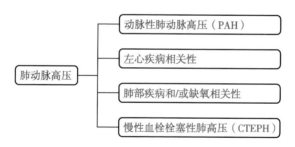

图 20-4　肺动脉高压诊断思路

1. **动脉性肺动脉高压**　患者没有引起动脉性肺动脉高压的相关基础疾病，如系统性红斑狼疮、HIV 感染及先心病等。

2. **左心疾病相关性肺动脉高压**　患者射血分数仅有轻中度下降，有无进行性加重的趋势，且患者无先心病等病史，无瓣膜病变的依据。左心疾病导致的肺动脉高压依据不充分。

3. **肺部疾病和 / 或缺氧相关性肺动脉高压**　患者无慢性阻塞性肺疾病、间质性肺病、睡眠呼吸障碍、肺泡低通气综合征及肺发育异常等病史，也无长期居住在高原的个人史，不支持肺部疾病和或缺氧导致的肺动脉高压。

4. **慢性血栓栓塞性肺高压**　考虑患者存在多处动、静脉血栓，不排除可能存在慢性血栓栓塞性肺高压,为进一步明确诊断,我们完善了肺动脉CTA。肺动脉CTA示多处肺动脉充盈缺损(图 20-5),提示肺动脉栓塞。

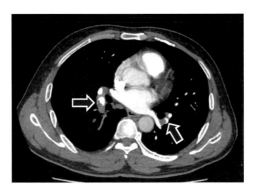

图 20-5　肺动脉 CTA(红色箭头示多处肺动脉充盈缺损)

(三)血栓查因诊断思路(图 20-6)

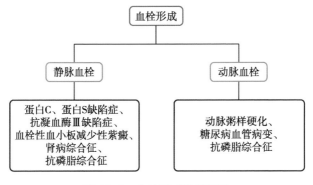

图 20-6　血栓形成诊断思路

1. 患者蛋白 C、蛋白 S、抗凝血酶Ⅲ水平正常,不支持蛋白 C、蛋白 S、抗凝血酶Ⅲ缺陷症。

2. TTP

支持点:患者起病时有一过性精神障碍,出现了肾脏损害。

不支持点:患者无血管内溶血的依据、仅有轻度贫血及血小板下降,在未接受血浆置换和免疫抑制剂治疗的情况下,病情没有急剧恶化。

3. 患者无肾病综合征、糖尿病病史,不支持肾病综合征及糖尿病血管病变。

4. 患者无高血脂病史,颈动脉等多处大动脉未见斑块形成,不支持动脉粥样硬化诊断。

5. APS　一组由 aPL 介导的,以动静脉血栓形成为特征的非器官特异的自身免疫性疾病,又称休氏综合征,男女比例 1∶9。主要临床表现为血管栓塞

（反复、动脉、静脉）、自发性、难治性流产（90%由APS引起）、血小板减少。其他临床表现包括相关肾病（肾动脉血栓、狭窄、肾性高血压、肾静脉血栓）及神经精神症状（偏头痛、舞蹈病、癫痫、吉兰巴雷综合征）。根据2006年修订的札幌APS分类诊断标准，确诊APS至少要满足一项临床诊断标准（血栓形成或病理性妊娠）和一项实验室诊断标准的aPL阳性反应，实验室的标准为至少发生两次抗磷脂抗体aPL阳性反应（a. 血浆LA阳性；b. 中→高滴度IgG/M类ACL；c.IgG/M类抗β_2GP1），时间间隔不少于12周[1-2]。回顾患者的病例特点：50岁女性，起病隐匿，病变累及多系统，多处动、静脉血栓形成，伴PLT下降。APS诊断的实验室指标：抗心磷脂抗体弱阳性、狼疮抗凝物初筛（LA1）91.8s，确诊（LA2）37.4（LA1/LA2=2.5）。临床诊断支持APS。但是鉴于APS诊断标准，需要两次以上阳性的实验室的标准，间隔≥12周，我们动态观察aPL的结果（表20-2）。

表20-2　抗磷脂抗体结果

日期	ACA lgA	ACA lgM	ACA lgG	β_2GP1	LA1 初筛	LA2 确诊	LA1/LA2 比值
8.15	–	–	弱阳性	6.09（≤20）	91.8s	37.4s	2.5
9.25	–	–	弱阳性	4.11（≤20）	90.9s	38.7s	2.3
11.20	–	–	弱阳性	6.11（≤20）	103.0s	54.9s	1.9

注：间隔≥12周，且≥2次检出。

四、诊治过程和随访

在动态观察抗磷脂抗体的同时，给予患者低分子肝素、华法林抗凝治疗；甲强龙30mg，口服，每日1次，抑制免疫；波生坦控制肺动脉高压等治疗。患者病情继续加重，最终因多器官功能衰竭去世。

五、最后诊断及诊断依据

（一）最后诊断
恶性APS

（二）诊断依据

50岁女性，起病隐匿，病变累及多系统，多处动、静脉血栓形成，伴血小板下降。APS诊断的实验室指标：抗心磷脂抗体弱阳性、狼疮抗凝物阳性（检测间隔≥12周，≥2次）。APS常继发于其他自身免疫性疾病如系统性红斑狼疮、类风湿关节炎等，我们多次完善相关检查，未发现以上继发因素的诊断依据。患者广泛血栓形成、多器官功能衰竭甚至死亡、起病隐匿，符合恶性APS诊断。

六、经验与体会

APS 起病隐匿,明确诊断需要至少达到一项临床标准和一项实验室标准(检测间隔≥12 周,≥2 次),临床实践发现,aPL 阳性反应间隔 12 周的诊断标准可能会带来诊断时间的延误,也不利于那些有 APS 相关临床表现但血清学测定结果阴性的患者的临床诊断。因此,部分专家提出有意义的"诊断标准外"的临床表现,包括血小板减少,心脏瓣膜病,皮肤、肾脏和中枢神经系统等组织器官损害,以及"诊断标准外"的 aPL 指标,如 aPL、aPS/PT、抗 DI 抗体、抗膜联蛋白 A5、抗磷脂酰乙醇胺抗体及抗波形蛋白抗体等,还有待临床中进一步实践证实[3-4]。

(王 维)

参考文献

[1] DELPAPA N, VASO N. Management of antiphospholipid syndrome. Ther Adv Musculoskelet Dis, 2010, 2(4): 221-227.

[2] SCIASCIA S, AMIGO MC, ROCCATELLO D, et al. Diagnosing antiphospholipid syndrome: 'extra-criteria' manifestations and technical advances. Nat Rev Rheumatol, 2017 Sep, 13(9): 548-560.

[3] CERVERA R, RODRÍGUEZ-PINTÓ I. Catastrophic antiphospholipid syndrome: task force report summary. Lupus, 2014, 23(12): 1283-1285.

[4] ABREU MM, DANOWSKI A, WAHL DG, et al. The relevance of "non-criteria" clinical manifestations of antiphospholipid syndrome: 14th international congress on antiphospholipid antibodies technical task force report on antiphospholipid syndrome clinical features. Autoimmun Rev, 2015, 14(5): 401-414.

病例 21 高血压伴性发育异常查因

一、病史简介

(一)一般资料
女性,21 岁,自由职业。

(二)主诉
反复乏力伴性发育不良 18 年,发现血压升高 1 个月。

(三)现病史
患者于 18 年前无明显诱因出现乏力,于当地医院就诊示血钾低,补钾治疗后乏力好转,因反复乏力发作,不能参与体育活动,尚能从事日常活动。无头晕、头痛、意识及认知功能障碍，无肢体偏瘫，无发热、咳嗽、咳痰、呼吸困难，无心悸，无腹痛、腹泻，无听力减退，味觉、嗅觉正常，无视野缺损及重影。

1个月前体检发现血压170/120mmHg，2017年9月5日于当地就诊，血钾2.86mmol/L。肾上腺CT示双侧肾上腺软组织肿块，考虑肾上腺腺瘤。当地就诊时追问其病史，存在闭经、女性第二性征发育不良，当地完善性激素全套：FSH 141.3 IU/L，LH 52.78 IU/L，雌二醇5pg/ml，睾酮<0.025ng/ml，PRL 819mIU/L，孕酮4.27ng/mL，肝功能、肾功能、血糖、甲状腺功能未见异常；盆腔、垂体磁共振：①盆腔扫描未见子宫、阴道及双侧附件；②垂体左侧异常信号，垂体瘤可能。染色体核型分析46, XY。

为求进一步诊治，遂于2017年9月25日门诊收住我科，起病来饮食、睡眠可，大小便正常。

（四）既往史及个人史

无特殊。

（五）家族史

为弃婴，无从追述。

（六）月经史

无月经来潮。

二、入院检查

（一）体格检查

1. 一般检查　体温36.5℃，心率94次/min，呼吸20次/min，血压见表21-1，体长见表21-2，体重50kg，体重指数18.4kg/m²。

表21-1　四肢血压

单位：mmHg

	左上肢	右上肢	左下肢	右下肢
血压	161/122	150/120	160/101	168/109

表21-2　体长测量

单位：cm

	身高	上部量	下部量	指间距
体长	165	82	83	166

2. 皮肤黏膜　全身皮肤巩膜无黄染，无发绀，皮肤稍黑、较干燥，牙龈无明显色素沉着。

3. 颈部检查　无颈蹼,无喉结,甲状腺无肿大,颈静脉无充盈。

4. 胸腹部检查　胸廓外形正常,双侧乳腺未发育,乳晕淡,未见乳丘生长;腹股沟未触及明显包块。

5. 外生殖器检查　无阴毛及腋毛,女性外阴,Tanner 分期 1 期,阴道口存在,阴道为盲端,棉签探查大约 2cm。

（二）实验室检查

1. 尿常规 + 尿液沉渣分析白细胞（+++）,500 个 /HP,白细胞总数 40.92 个 /μl。

2. ESR 39.0mm/h。

3. AKP 272.4IU/L。

4. 肝肾功能、血脂、乙肝三对、凝血功能、心肌酶、甲状腺功能、甲状腺受体抗体、甲状旁腺激素、25- 羟维生素 D、糖化血红蛋白、糖耐量实验无明显异常。

5. 血气分析示 pH 7.45, BE −5mmol/L。

（三）入院后进一步检查

1. 血压、血钾及肾上腺皮质激素测定结果见表 21-3~ 表 21-7。

表 21-3　血压及血钾测定结果

	2017 年 8 月 24 日（体检）	2017 年 9 月 5 日（外院）	2017 年 9 月 25 日	2017 年 9 月 26 日	2017 年 9 月 27 日
血压（mmHg）	171/120	159/101	161/122	125/90	148/105
血钾（mmol/l）	–	2.86	4.11（治疗后）	–	3.5

表 21-4　糖皮质激素节律

激素种类	不同时间的糖皮质激素含量		
	8am	4pm	0am
促肾上腺皮质激素（pmol/L）	37.29	11.14	20.37
皮质醇（μg/dl）	0.62	0.36	0.43

表 21-5　24h 尿肾上腺激素代谢产物测定结果

激素种类	外院测定值	本院测定值	参考值
24h 尿 17- 羟皮质类固醇（μmol/d）	6.1	13.4	5.5~19.4
24h 尿 17- 酮类固醇（μmol/d）	<12	28.7	13.9~65.5
24h 尿香草扁桃酸（μmol/L）	20	38	10~30

表 21-6 盐皮质激素测定结果

激素种类	测定值	参考值范围
血钾 4.11mmol/L,服用螺内酯 20mg,每日 3 次		
肾素（IU/ml）	1.29	卧位 2.8~39.9 立位 4.4~46
醛固酮（pg/ml）	<9.70	卧位 30~236 立位 30~353
停用螺内酯 3 天后,血钾 3.5mmol/L		
肾素（μIU/ml）	1.35	卧位 2.8~39 立位 4.4~46
醛固酮（pg/ml）	10.8	卧位 30~236 立位 30~353
醛固酮 / 肾素	8.0	

表 21-7 性激素测定结果

激素种类	测定值	
卵泡刺激素（IU/L）	157.7	卵泡期 3.5~12.5 排卵期 4.7~21
黄体生成素（IU/L）	60.31	卵泡期 2.4~12.6 排卵期 14~95
雌二醇（pmol/L）	<18.35	卵泡期 45.4~854 排卵期 151~146
睾酮（ng/ml）	<0.025	0.046~1.67
脱氢表雄酮（μg/dl）	1.62	148~407
泌乳素（ng/ml）	18.65	4.79~23.3
孕酮（ng/ml）	5.36	卵泡期 0.2~1.5 排卵期 0.8~3
17α 羟孕酮（ng/ml）	0.20	（男）0.70~3.6

2. 腹部 CT 增强 CT 提示双侧肾上腺改变,结合病史符合先天性肾上腺增生,左侧肾上腺区占位性病变,外侧嗜铬细胞瘤可能,不排除结节状增生（图 21-1）。

3. 经腹及体表超声 考虑患者遗传性别为男性,进一步行彩超探查隐睾,发现双侧腹股沟区发育不良的性腺组织（图 21-2）。

4. 手术病理检查 因患者强烈要求维持其女性第二性征,并且隐睾位于异常部位有恶变可能,所以患者于 2017 年 10 月 17 日,在我院泌尿外科行腹腔镜双侧隐睾摘除并腹壁修复,切除标本如图 21-3。

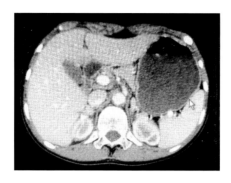

图 21-1　双侧肾上腺 CT

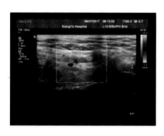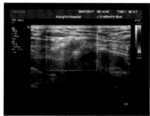

图 21-2　彩超隐睾探查

检查所见：

腹腔内未见明显睾丸声像。

双侧腹股沟区分别探及一大小为 13mm×3.5mm×6mm、14mm×3.5mm×8mm 梭状低回声结节,形态欠规则,边界欠清,内光点粗,分布欠均匀,CDFI：结节内未见明显血流信号。

检查提示：

双侧腹股沟区低回声结节：发育不良性腺组织？

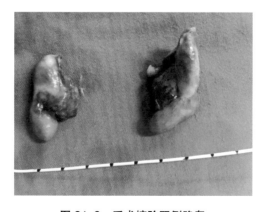

图 21-3　手术摘除双侧隐睾

三、临床分析

（一）病例特点回顾

1. 起病时间及特征 从小起病，高血压、低血钾。

2. 第二性征发育情况 闭经，第二性征发育不良，无喉结，乳房未发育，皮肤偏黑，无阴毛及腋毛，女性幼稚外阴，阴道口盲端。

3. 激素水平变化 ACTH增高，皮质醇降低；FSH、LH高，雌激素、睾酮水平低下。

4. 染色体核型分析 46，XY。

5. 影像学检查 双侧肾上腺结节样增生，子宫、卵巢、输卵管缺如，腹股沟区发育不良的性腺组织。

（二）诊断分析

1. 与其他继发性高血压鉴别 结合患者从小起病的低钾伴高血压、性发育障碍及影像学改变，同时患者无特殊体貌，实验室检测结果如皮质醇、醛固酮和儿茶酚胺代谢产物均降低，不支持常见的肾上腺疾病，包括库欣病、原发性醛固酮增多症、嗜铬细胞瘤。

2. 初步诊断 考虑为CAH，CAH多为常染色体隐性遗传疾病，原因为编码肾上腺皮质激素合成代谢过程中关键酶（$CYP21$，11β，17α，3β等）的基因突变，导致肾上腺皮质醇合成受损，性激素和盐皮质激素分泌增多或减少。

3. CAH酶缺陷类型分析 考虑患者长期存在高血压及低血钾，可引起血压增高及血钾降低的CAH可能为11β-羟化酶缺陷症或17α-羟化酶缺陷症。11β-羟化酶缺陷症患者性激素及其产物合成增多，应表现为性早熟或外生殖器畸形。该患者染色质核型分析为46，XY，第二性征发育不良，性激素及其中间产物明显减少，结合该患者临床特点及实验室检查结果考虑为17α-羟化酶缺陷症，不同类型CAH的临床特征见表21-8。

表21-8 不同类型先天性肾上腺皮质增生症的临床特征

	21-羟化酶缺乏	11β-羟化酶缺乏	17-α羟化酶缺乏	3β-羟类固醇脱氢酶缺乏	胆固醇碳链酶缺乏症
糖皮质激素	经典：↓ 非经典：正常	↓	↓	↓	↓
盐皮质激素	经典：↓ 非经典：正常	↓	↑	↑	↓

续表

	21-羟化酶缺乏	11β-羟化酶缺乏	17-α羟化酶缺乏	3β-羟类固醇脱氢酶缺乏	胆固醇碳链酶缺乏症
性激素及中间产物	↑ 17α羟孕酮	↑ 17α羟孕酮	↓孕酮、孕烯醇酮	男↓,女↑ 17α羟孕酮,孕烯醇酮,脱氢表雄酮	↓
高血压	无	有	有	无	无
低血钾	经典:血钾↑ 非经典:正常	有	有	血钾↑	血钾↑
性发育	女:外生殖器畸形 男:性早熟	女:外生殖器畸形 男:性早熟	女:原发闭经,第二性征不发育 男:假两性畸形,第二性征不发育	女:性早熟,男性化;多囊卵巢样表现 男:假两性畸形,尿道下裂	女:原发闭经,第二性征不发育 男:假两性畸形,第二性征不发育,尿道下裂

四、进一步检查、诊治过程及随访

1. 基因诊断分析　为进一步明确病因,抽血送基因检测,结果如图21-4。发现17α-羟化酶相关基因(*CYP17A1*基因,位于10号染色体)两个位点纯合子变异,与临床特征相符合。

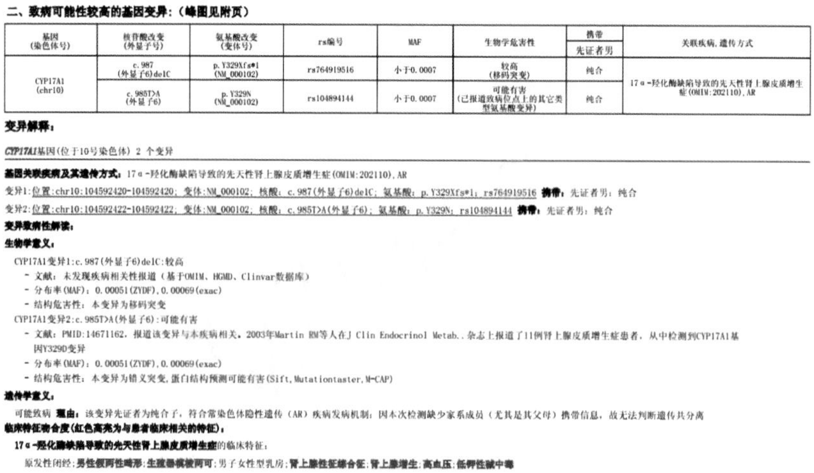

二、致病可能性较高的基因变异:(峰图见附页)

基因(染色体号)	核苷酸改变(外显子号)	氨基酸改变(变体号)	rs编号	MAF	生物学危害性	携带 先证者男	关联疾病,遗传方式
CYP17A1(chr10)	c.987(外显子6)delC	p.Y329Xfs*1(NM_000102)	rs764919516	小于0.0007	较高(移码突变)	纯合	17α-羟化酶缺陷导致的先天性肾上腺皮质增生症(OMIM:202110),AR
	c.985T>A(外显子6)	p.Y329N(NM_000102)	rs104894144	小于0.0007	可能有害(已报道致病位点上的其它类型氨基酸变异)	纯合	

变异解释:

*CYP17A1*基因(位于10号染色体) 2 个变异

基因关联疾病及其遗传方式: 17α-羟化酶缺陷导致的先天性肾上腺皮质增生症(OMIM:202110),AR

变异1:位置:chr10:104592420-104592420;变体:NM_000102;核酸:c.987(外显子6)delC;氨基酸:p.Y329Xfs*1;rs764919516 **携带:** 先证者男:纯合

变异2:位置:chr10:104592422-104592422;变体:NM_000102;核酸:c.985T>A(外显子6);氨基酸:p.Y329N;rs104894144 **携带:** 先证者男:纯合

变异致病性解读:

生物学意义:

CYP17A1变异1:c.987(外显子6)delC:较高
- 文献:未发现疾病相关性报道(基于OMIM、HGMD、Clinvar数据库)
- 分布率(MAF):0.00051(ZYDF),0.00069(exac)
- 结构危害性:本变异为移码突变

CYP17A1变异2:c.985T>A(外显子6):可能有害
- 文献:PMID:14671162,报道该变异与本疾病相关。2003年Martin RM等人在J Clin Endocrinol Metab.,杂志上报道了11例肾上腺皮质增生症患者,从中检测到CYP17A1基因Y329D变异
- 分布率(MAF):0.00051(ZYDF),0.00069(exac)
- 结构危害性:本变异为错义突变,蛋白结构预测可能有害(Sift,Mutationtaster,M-CAP)

遗传学意义:

可能致病 **理由:** 该变异先证者为纯合子,符合常染色体隐性遗传(AR)疾病发病机制;因本次检测缺少家系成员(尤其是其父母)携带信息,故无法判断遗传共分离

临床特征吻合度(红色高亮为与患者临床相关的特征):

17α-羟化酶缺陷导致的先天性肾上腺皮质增生症的临床特征:

原发性闭经;**男性假两性畸形**;**生殖器模棱两可**;男子女性型乳房;**肾上腺性征综合征**;**肾上腺增生**;**高血压**;**低钾性碱中毒**

图21-4　基因检测结果

2. 药物治疗　患者按 CAH 常规皮质激素替代治疗,并经与患者沟通,患者希望维持其女性第二性征,促进乳腺发育,予以小剂量雌激素和孕激素补充治疗,同时补钙预防骨质疏松。

3. 治疗后随访　患者 1 年随访,其血压和血钾均维持正常,ACTH、肾素、ALD 和孕酮等指标恢复正常,具体随访结果见表 21-9。复查肾上腺 CT 提示:与 2017 年 9 月 27 日 CT 片对比,双侧肾上腺结节样增生较前减轻,左侧肾上腺外侧肢结节灶较前明显缩小(图 21-5),同时发现患者骨骺仍未闭合(图 21-6),嘱患者继续补钙、维生素 D 剂和雌激素,定期复查。

表 21-9　药物治疗及随访

第 1 个月	第 5 个月	第 8 个月
泼尼松 10mg 口服,每日 1 次	泼尼松 7.5mg 口服,每日 1 次	泼尼松 5mg 口服,每日 1 次
螺内酯 20mg 口服,每日 1 次	螺内酯 停用	螺内酯 停用
钙尔奇 D 0.6g,每日 1 次	雌激素 戊酸雌二醇 1mg,每日 1 次	炔雌醇环丙孕酮片 钙尔奇 D 0.6g,每日 1 次
血压 110/77mmHg 血钾 4.3mmol/L	血压 120/80mmHg 血钾 4.24mmol/L 促肾上腺皮质激素 12.9pmol/L	无库欣体貌,无乏力,血压、血钾正常;促肾上腺皮质激素 2.14pmol/L,肾素 2.78 ng/ml,醛固酮 158.7pg/ml,孕酮 0.62ng/ml

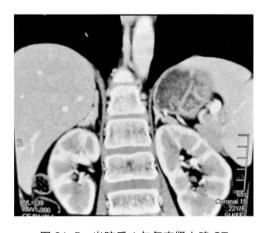

图 21-5　出院后 1 年复查肾上腺 CT

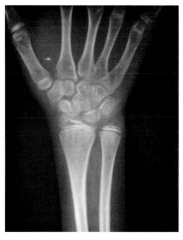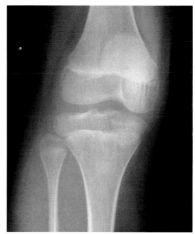

图 21-6　患者关节 X 线片

五、最后诊断及诊断依据

（一）最后诊断

1. CAH

2. 17α- 羟化酶缺陷症

（二）诊断依据

该患者遗传学表型为男性,外生殖器为幼稚女性型,有盲端阴道,而内生殖器为男性型,彩超探查发现发育不良的睾丸,位于腹股沟区。17α- 羟化酶缺乏导致 17α- 羟化类固醇（雄激素、雌激素、皮质醇、17α 羟孕酮）极低,24h 尿 17-KS 和 17-OHCS 排泄量减少,血 ACTH 反馈增高,但因为增多的盐皮质激素有类糖皮质激素作用,患者一般无肾上腺皮质功能减退的表现。盐皮质激素过度引起钠潴留、血容量增加及高血压,抑制肾素活性,使肾上腺皮质球状态 ALD 的分泌减少,因此该患者表现为高血压伴低血钾。

六、经验与体会

CAH 是一组由编码皮质激素合成必需酶基因突变致肾上腺皮质类固醇类激素合成障碍所引起的疾病,为常染色体隐性遗传[1-2]。其主要病因为在皮质醇合成过程中,由于酶缺陷引起皮质醇合成不足,继发下丘脑 CRH 和 ACTH 代偿性分泌增加,导致肾上腺皮质增生。

临床上,以 21- 羟化酶缺陷症最常见,约占 90% 以上,而 17α- 羟化酶缺陷症比较罕见。男性性发育障碍或女性第二性征发育不良伴高血压、低血钾,需考虑 17α- 羟化酶缺陷症可能[2-4]。该疾病高血压、低钾血症发展缓慢,女性患者最早可表现为第二性征发育迟缓,男性因外生殖器模糊被当成女性抚养,患儿及家属重视不够,未及时就诊,往往成年后才被确诊,错过最佳治疗时间,遗留严重社会和心理问题。

本病临床罕见,表现多样,临床医生对其认识不足,极易误诊和漏诊,所以对确诊或疑诊病例的长期随访、密切追踪是非常重要的。

(郭 敏 吴 静)

参考文献

[1] SELMA FW. Congenital ahyperplasia. J Pediatr Adolesc Gynecol, 2017, 30(5): 520–534.

[2] ELISABETH D, KRISTIN BF, INGRID N, et al. Psychological adjustment, quality of life, and self-perceptions of reproductive health in males with congenital adrenal hyperplasia: a systematic review. Endocrine, 2018, 62(1): 3–13.

[3] AGRONS MM, COREY TJ, MOUHAMMED AH, et al. Adrenal cortical hyperplasia: diagnostic workup, subtypes, imaging features and mimics. Br J Radiol, 2017, 90(1079): 20170330.

[4] EI-MAOUCHE D, ALT W, MERKE DP. Congenital adrenal hyperplasia. Lancet, 2017, 390(10108): 2094–2210.

病例 22 细菌、真菌、病毒——谁为幕后黑手?

一、病史简介

(一)一般资料
男性,27 岁,于 2015 年 12 月 2 日入住我院风湿免疫科。

(二)主诉
发热、皮疹 20 余天。

(三)现病史
患者 2015 年 11 月 10 日开始无明显诱因出现发热,体温最高 39.5℃,伴畏寒、寒战、咽痛,无关节痛、皮疹,无咳嗽咳痰、腹痛腹泻、尿频尿急等,就诊于当地医院。查体见双侧扁桃体Ⅰ度肿大,表面可疑脓点,血常规示 WBC 12.7×10⁹/L,考虑"急性化脓性扁桃体炎",予氟氯西林抗感染治疗。11 月 12 日患者出现全身肌痛、乏力,胸背部红色皮疹,无瘙痒,体温升高时皮疹明显,体温正常时变浅,遂改用左氧氟沙星 + 阿昔洛韦治疗 3 天,患者仍发热,体温波动于 39℃,于 11 月 18 日转入上级医院。入院后患者反复高热,并出现干咳,肺部 CT 示"左肺上叶尖后段、舌段及双肺下叶可见多发斑片状模糊影,纵隔内可见多个肿大淋巴结影",11 月 19 日起,予替考拉宁 + 美罗培南抗感染 3 天,患者体温仍无下降,骨髓培养、血培养(连续 2 次)回报阴性。于 11 月 22 日停用抗生素,23 日开始使用甲泼尼龙 40mg,每 12h 1 次,患者体温无明显下降,11 月 24 日复查肺部 CT 示"双肺病变较前有所吸收减少,纵隔内多发肿大淋巴结较前缩小",全院大会诊考虑"成人 Still 病可能性大",甲泼尼龙加量至 80mg,每 12h 1 次,连用 3 天,静滴环磷酰胺 0.6g,患者体温仍未有效控制,咳嗽咳痰加重,并出现呼吸困难,其间多次复查,血常规示 WBC 波动于(16~24)× 10⁹/L,肝功能示 ALT 波动于 221~259IU/L,LDH 波动于 624~713IU/L,CRP 波动于 19~135mg/L。因病情加重,为求进一步诊治,转入我院风湿免疫科。起病以来,患者精神、食欲差,体重减轻 8kg。

(四)既往史

平素身体一般,否认结核病及密切接触史,否认食物药物过敏史。

(五)个人史

无外地久居史,从事销售工作,吸烟 8 年,10 支 /d。

二、入院检查

(一)体格检查

1. 体温 38.5℃,心率 132 次 /min,呼吸 28 次 /min,血压 96/50mmHg。

2. 急性病容。

3. 头面部、胸背部、四肢充血性皮疹(图 22-1)。

4. 颈部、锁骨上窝及腋下可及多处黄豆大淋巴结,质软、活动度可,无压痛。

5. 双下肺可闻及少许湿啰音。

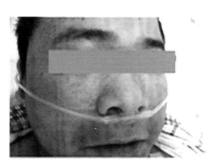
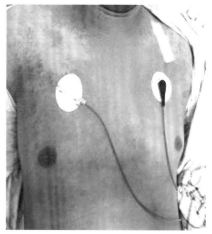

图 22-1　皮疹

6. 心率 132 次 /min，律齐，未及明显心音异常及心脏杂音。

（二）实验室检查

1. 血常规 WBC 17.2×10^9/L，Hb 128g/L，PLT 385×10^9/L，中性粒细胞百分比 86.5%；尿常规正常。

2. 肝功能 ALB 22.3g/L，ALT 77IU/L，AST 50IU/L；肾功能示正常；心肌酶 LDH 876IU/L。

3. CRP 17.1mg/L，ESR 2mm/h，PCT 0.3ng/ml。

4. 梅毒、HIV、肺炎支原体、寄生虫、病毒性肝炎、沙门氏菌感染相关血清学检测均为阴性。

5. 结核抗体、PPD 皮试、T–SPOT 均为阴性。

6. 血培养 3 次 + 骨髓培养均为阴性。

7. ANA 阴性，抗 dsDNA 阴性；抗中性粒细胞胞浆抗体 + 抗 MPO+ 抗 PR3+ 抗 GBM 均为阴性；免疫球蛋白 IgG、IgA、IgM 及补体均正常。

8. 浅表淋巴结超声双侧颈部、腋窝、滑车上、腹股沟可见多发肿大淋巴结，颈部最大 19mm × 8mm。

9. 12 月 3 日肺部 CT（及与 11 月 18 日、11 月 24 日肺部 CT 对比）双下肺炎（图 22-2）。

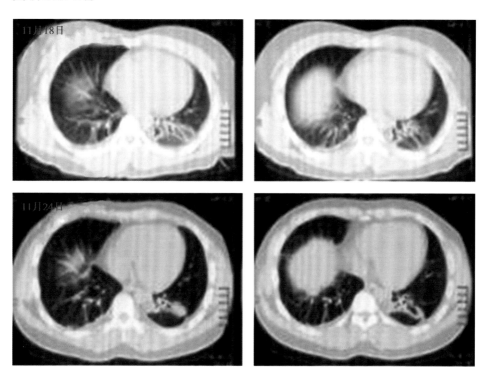

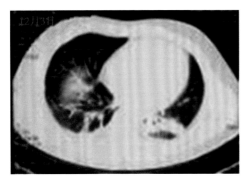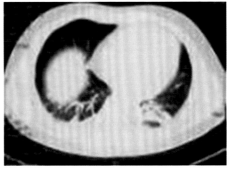

图 22-2　肺部 CT（12 月 3 日与 11 月 18 日、11 月 24 日肺部 CT 对比）

10. 心脏彩超、腹部超声、头颅磁共振、皮肤活检均未见特征性异常改变。

（三）入院后病情变化及进一步检查

1. 入院后病情变化　患者入院第一周（12 月 2 日至 12 月 8 日）先后予以左氧氟沙星（12 月 2 日至 12 月 3 日）、亚胺培南西司他丁（12 月 4 日至 12 月 8 日）、万古霉素（12 月 6 日至 12 月 8 日）抗感染治疗，患者呼吸困难有所改善，但体温无下降趋势。

2. 进一步检查

（1）嗜异性凝集试验弱阳性。

（2）EB 病毒 –DNA 定量检测 1.97×10^4 IU/ml。

（3）骨髓细胞学检查可见增生活跃，可见幼淋、网状及吞噬细胞；骨髓活检病理、流式免疫分型未见异常。

（4）12 月 8 日支气管镜，镜下可见右中叶、左下叶开口局限性白色坏死物附着，考虑真菌感染（图 22-3）；BALF 培养见铜绿假单胞菌（对左氧氟沙星敏感）、白念珠菌（对氟康唑敏感）。

三、临床分析

（一）病例特点回顾

1. 27 岁，男性，病程 20 余天。

2. 反复发热、皮疹。

3. WBC、中性粒细胞百分比升高；转氨酶、LDH 升高；CRP 升高。

4. 病程中出现咳嗽咳痰、呼吸困难，有肺部体征、肺部病灶及阳性的病原学检查结果。

5. 有淋巴结肿大、EB 病毒感染的血清学及分子生物学证据。

6. 骨髓检查血液系统疾病依据不足。

7. 广谱（敏感）抗生素、大剂量激素治疗效果欠佳。

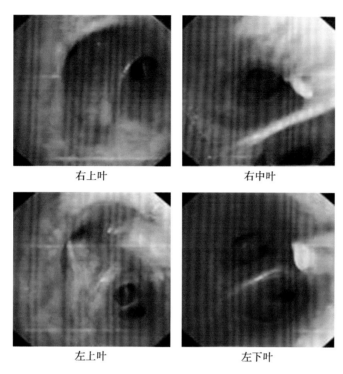

右上叶　　　　　　　　　　右中叶

左上叶　　　　　　　　　　左下叶

图 22-3　支气管镜下图像

（二）诊断分析

总结该患者的病例特点,青年男性,长程发热,伴有呼吸系统症状,炎性指标升高。以发热为切入点,就发热原因进行诊断分析,见诊断思维线路图（图 22-4）。

1. **感染性疾病**　总体而言,从临床表现方面,患者较急的起病、较短的病程（<1 个月）、较严重的感染中毒症状（畏寒、寒战、肌痛、乏力、精神食欲差等）,更提示感染性发热;进一步需从感染病灶及感染病原体种类两大方面寻找诊断依据,结合考虑的因素包括易感因素、局灶表现、治疗反应,以及实验室检查中的炎性指标和病原学、血清学检测结果等。

（1）感染灶:肺部

支持点:该患者有咳嗽、咳痰、呼吸困难等呼吸系统表现,实验室检查示炎症指标升高,CT 见肺部条片状渗出性病灶（且在外院停用抗生素,使用大剂量激素、免疫抑制剂治疗后症状及肺部病灶进展）,支气管镜下见坏死物,灌洗液培养细菌、真菌阳性,支持肺部感染诊断;其他部位感染,包括消化系统、泌尿系统、颅内、血液等均无明确依据,必要时进一步完善或复查,寻找隐匿部位感染证据。

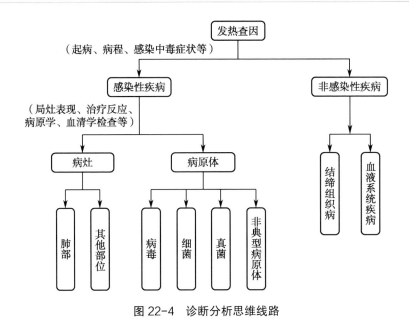

图 22-4　诊断分析思维线路

不支持点：患者通过广谱抗生素（覆盖敏感细菌）足疗程治疗后，咳嗽、呼吸困难症状好转，但体温仍无下降趋势。

（2）病原体种类

病毒：患者热程超过 3 周，伴有皮疹、淋巴结肿大、肝功能异常，并有血清中 EB 病毒 DNA 定量升高，骨髓细胞学可见幼淋、网状及吞噬细胞，且无明确血液系统疾病依据，普通抗感染治疗后发热控制不佳，需考虑 EB 病毒感染，需进一步完善 EB 病毒感染相关血清学检测，必要时行组织活检检测病毒编码小 RNA-1 阳性细胞（具体分析见后文）。

其他种类病原体：患者发热伴有呼吸系统表现，病程中使用大剂量激素、免疫抑制剂治疗，且效果不佳，微生物学检查阳性，需考虑肺部细菌、真菌感染；但因患者抗感染治疗后肺部症状体征改善，但发热未得到控制，需考虑到肺部细菌、真菌感染不好解释患者整个病程，病毒感染及其他非典型病原体感染不能排除，往后需进一步寻找病原学证据，并动态复查抗感染后炎症指标及肺部影像学变化。

EB 病毒感染：EB 病毒是双链 DNA 病毒，属于疱疹病毒科，EB 病毒感染后可在人体内长期潜伏，人群感染率超过 90%[1]。原发性 EB 病毒感染可分为自限性 EB 病毒感染和非自限性 EB 病毒感染，前者包括传染性单核细胞增多症，后者包括 CAEBV 和淋巴增殖性疾病，且与鼻咽癌、霍奇金淋巴瘤等多种肿瘤的发生密切相关[2]。CAEBV 临床表现多样，主要表现为慢性或复发性传单样表现，包括发热、肝脾淋巴结肿大、皮疹、肝功能损害、贫血、血小板减少等，病理改变几乎涉及所有脏器,伴随血清 EB 病毒抗体的异常改变(表 22-1)或病毒载量的升高,病程中可出现严重的或致死的并发症,包括噬血细胞综合征、心肌炎、冠状动脉瘤、肝功能衰竭等[1]。CAEBV 的病因目前尚不清楚,异常的病毒复制和受 EB 病毒感染的细胞偏离正常轨迹的增生可能是该病的双重病因[3]。诊断需符合以下 3 条标准:①持续或反复出现单核细胞增多症样表现;②血清 EB 病毒抗体滴度异常(包括抗 VCA、抗 EA)和/或受感染组织或外周血 EBV-DNA 升高;③损伤不能用其他疾病解释[4]。治疗方面,尚无确切治疗手段,总体预后不良[1]。该患者有长程发热,伴有传单样表现,有 EB 病毒 DNA 复制证据,肺部细菌和真菌感染不好解释整个病程,支持 CAEBV 诊断。下一步需完善血清 EB 病毒特异性抗体检测,必要时行组织活检,检测 EBER-1 阳性细胞。

表 22-1　EB 病毒感染后血清中抗体的动态变化

	EB 病毒抗体	急性感染	近期感染	曾经感染
特异性	EB 病毒衣壳抗原抗体 IgM	+	−	−
	EB 病毒衣壳抗原抗体 IgG	+	+	+
	EB 病毒早期抗原抗体	+/−	+/−	−
	EB 病毒核抗原抗体	−	+	+
非特异性	嗜异性凝集试验	+	−	−

2. 非感染性疾病

(1)结缔组织病:结缔组织病方面,患者除肺部外无肾脏、神经系统、眼耳鼻喉等多系统受累表现,无特征性自身抗体阳性,系统性红斑狼疮、系统性血管炎等依据不足;此外,患者长程发热,伴有皮疹、淋巴结肿大、白细胞升高,成人 Still 病需要考虑。但该疾病一般而言激素、免疫抑制剂治疗有效,与患者实际情况不符,并且其诊断需充分排除其他感染及非感染性疾病。

(2)血液系统疾病:如淋巴增殖性疾病等,可表现为长程发热、淋巴结肿大、肝功能异常、血液系统损害等,但诊断需要组织病理学的直接证据,故目前依据不足。

四、进一步检查、诊治过程及随访

(一)进一步完善检查

1. EB 病毒感染相关血清学检测(表 22-2)。

表 22-2　EB 病毒感染相关血清学检测

项目	结果	参考值
EB 病毒核抗原抗体 IgG	阳性↑	阴性
EB 病毒早期抗原抗体 IgG	阴性	阴性
EB 病毒衣壳抗原抗体 IgA	阳性↑	阴性
EB 病毒衣壳抗原抗体 IgG	阳性↑	阴性
EB 病毒衣壳抗原抗体 IgM	阴性	阴性

2. 12 月 14 日 EBV-DNA　4.02×10^2IU/ml。

3. 12 月 13 日肺部 CT（及与 12 月 3 日肺部 CT 对比）　左下肺病变较前吸收（图 22-5）。

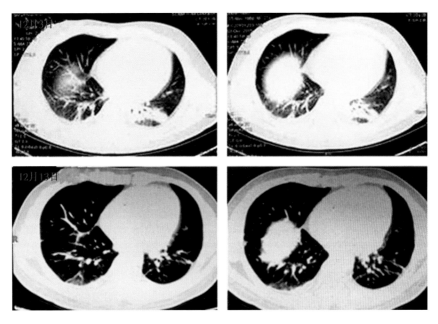

图 22-5　肺部 CT（12 月 13 日）

（二）治疗过程

12 月 8 日改用左氧氟沙星联合氟康唑抗细菌、真菌（持续 15 天），同时开始使用更昔洛韦抗病毒（持续 7 天），患者咳嗽进一步好转，一般情况改善，12 月 13 日复查肺部 CT，病灶较前明显吸收。但患者体温仍高，直至 12 月 21 日后体温逐渐降至 38℃以下，并波动于 37~38℃，12 月 23 日予以出院（未带药）。

（三）随访

患者规律门诊复查,出院 2 周内体温波动于 38℃,4 周内体温逐渐恢复正常,随访 3 年,未再次出现发热,检查无淋巴增殖性疾病依据。

五、最后诊断及诊断依据

（一）最后诊断

1. CAEBV
2. 肺部感染（细菌 + 真菌）

（二）诊断依据

青年男性,病程 20 余天,反复发热、皮疹,并有全身淋巴结肿大,肝功能异常,EB 病毒 –DNA 定量升高并有动态变化,血清 EB 病毒抗体异常。患者病程中出现呼吸系统症状、体征及肺部病灶,病原学检查阳性,抗感染治疗后呼吸系统症状改善、病灶消退但发热反复,出院后患者未使用特殊治疗,体温逐渐降至正常,长期随访未再次出现发热情况,故发热不好用其他感染性及非感染性疾病解释。综上,患者符合 CAEBV 诊断,并发肺部细菌、真菌感染。

六、经验与体会

1. CAEBV 是一种可以导致长程发热及多种并发症的病毒感染性疾病。在可疑的发热原因不明的患者中,注意通过病史、体格检查及实验室检查寻找 EB 病毒活动性感染证据。

2. 针对发热查因的患者,在应用经典发热查因诊断分析思路的基础上,需要结合患者具体情况具体分析,在一元论分析较为牵强时,不放弃其他合理可能性;同时抓住患者主要矛盾,优先解决主要问题,抽丝剥茧,揭示疾病真相。

七、专家点评

CAEBV 属于 EB 病毒感染人体的多种形式之一,相对于传染性单核细胞增多症而言,CAEBV 病程迁延、临床表现多样、并发症凶险、无确切治疗手段、总体预后不良。近年来,随着研究的深入和临床工作中的重视,对于该疾病的认识也在不断加深。在临床中,CAEBV 患者可因长程发热、肝脾淋巴结肿大、血液系统损害,或以各种并发症为主要表现,就诊于感染科、血液科、风湿科、呼吸科、心内科等不同临床科室,需要临床医生对这种特殊的疾病类型引起重视、加强认识、寻找线索并仔细甄别;同时,也由于该疾病的诊断、治疗困难、近期及远期并发症多、预后不良,所以对确诊或疑诊病例的长期随访、密切追踪是非常重要的。

（谢晓韵 张卫茹）

参考文献

［1］ COHEN JI, JAFE ES, DALE JK, et al. Characterization and treatment of chronic active Epstein-Barr virus disease: a 28-year experience in the United States. Blood, 2011, 117（22）: 5835-5849.

［2］ JEFFREY I, COHEN MD. Epstein-Barr virus infection. New Engl J Med, 2010, 343（7）: 481-492.

［3］ KIMURA H. Pathogenesis of chronic active Epstein-Barr virus infection: is this an infectious disease, lymphoproliferative disorder, or immunodeficiency？ Rev Med Virol, 2006, 16（4）: 251-261.

［4］ OKANO M, KAWA K, KIMURA H, et al. Proposed guidelines for diagnosing chronic active Epstein-Barr virus infection. Am J Hematol, 2005, 80（1）: 64-69.

病例 23　神秘的肿块：影像？ 真相？

一、病史简介

（一）一般资料
女性，27 岁，2018 年 6 月入住我院风湿免疫科。

（二）主诉
咳嗽、咳痰 5 个月，皮下肿块伴发热半个月。

（三）现病史
患者 2018 年 1 月受凉后出现咳嗽、咳痰，呈少量白色泡沫痰，偶有痰中带血，无发热、夜间盗汗、胸痛、呼吸困难等，抗感染治疗（具体不详）后咳嗽、咳痰症状好转。2018 年 3 月于我院行肺部 CT 检查，提示"左肺占位性病变，并淋巴结、骨转移"，行支气管镜下穿刺活检，病理提示"黏膜慢性化脓性炎，肉芽组织增生；免疫组化（IgG4：2%+）"，予以多西环素 0.1g，每 12h 1 次，抗感染治疗 1 周后停药。2018 年 4 月于我院行 PET-CT 检查，提示"左下肺癌并转移"，再次行 CT 引导下肺穿刺活检，病理提示"（左肺）慢性炎，纤维组织显著增生，伴出血"。2018 年 5 月出现左侧眼睑皮下肿物、左侧锁骨处皮下肿物，伴午后发热、咳嗽、咳痰，最高体温 40℃，其余症状同前。于当地医院就诊，考虑"成人 Still 病"，予以激素、沙利度胺治疗，患者仍间断低热。今为进一步诊治来我院。起病以来精神、食欲、睡眠欠佳，二便正常，体重减轻约 3kg。

（四）既往史

2009 年诊断"成人 Still 病"，曾使用泼尼松 + 甲氨蝶呤治疗，已停药。有"荨麻疹"病史，对"尘螨"过敏。否认肝炎、结核等传染病史，否认慢性病史，否认输血史及手术外伤史。

（五）个人史

职业是"灰指甲"治疗师，不嗜烟酒，否认疫区、疫水接触史。

二、入院检查

（一）体格检查

1. 体温 37.8℃，心率 92 次 /min，呼吸 20 次 /min，血压 90/60mmHg。

2. 双侧颈部及腋窝及多个淋巴结，较大者蚕豆大小，质中，无压痛。

3. 左上眼睑可见一枚蚕豆大小肿物，质软，界清，无压痛。

4. 左胸锁关节处可见 3cm×4cm 包块，边界不清，质中，有压痛。

5. 双肺呼吸音清，左中肺可及少许湿啰音。

6. 心脏、腹部、四肢关节均无异常。

（二）实验室检查

1. 血常规　WBC 11.6×10^9/L, Hb 83g/L, PLT 466×10^9/L，中性粒细胞百分比 83.1%，红细胞平均体积 75.5fl，红细胞平均血红蛋白含量 23.4pg，红细胞平均血红蛋白浓度 309.5g/L。

2. 尿、便常规均阴性。

3. 肝肾功能 + 心肌酶学　GLO 42.5g/L, ALB 31.4g/L, ALT 133.4IU/L，余（－）。

4. PCT 示 0.24ng/ml。

5. 呼吸道九联检示呼吸道合胞病毒抗体 IgM（＋），余（－）。

6. EBV–DNA 示 11 420 IU/ml。

7. CMV–DNA、G/GM 试验、输血前四项、寄生虫全套、T–SPOT、骨髓培养、痰培养均阴性。

8. 新肿瘤标志物 12 项示 CA12–5 39.61IU/ml，余（－）。

9. 免疫 + 风湿全套补体 C4 294mg/L，补体 C3 1 150mg/L, IgG 19.9g/L, IgM 3 260mg/L, CRP 99.3mg/L。

10. ESR 示 113mm/h，铁蛋白 244.8ng/ml。

11. 炎症因子四项 TNF–α 25.1pg/ml，余（－）。

12. 狼疮全套示 ANA+S 1∶80，余（－）。

13. ANA 谱示抗组蛋白抗体弱阳性，余（－）。

14. 骨髓穿刺、心脏彩超、腹部彩超均未见明显异常。

15. 肺部 CT　①左肺占位性病变，2R、4R、7 组淋巴结增大，左侧第 4、8 前肋,右侧第 4 肋腋段,T$_{10}$ 及 L$_1$ 椎体骨转移;②双侧腋窝下淋巴结可见,脾大,副脾(图 23–1)。

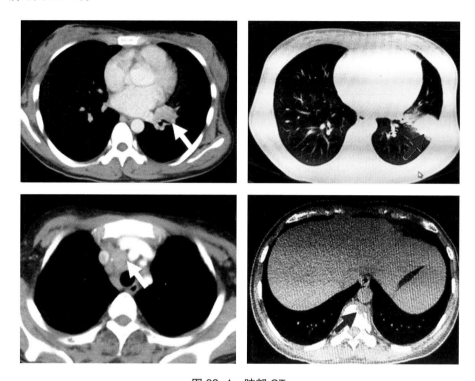

图 23–1　肺部 CT
左上:肺门肿物;右上:左肺肿物;左下:纵隔淋巴结肿大;右下:椎体破坏

16. PET–CT　①左肺下叶糖代谢异常增高肿块并周围斑片密度增高,双肺门、纵隔、双侧锁骨区、双侧腋窝、双侧颈部、肝门区及腹膜后糖代谢异常增高增大淋巴结,脾脏糖代谢异常增高结节灶,全身多发骨质密度异常伴糖代谢异常增高:考虑多为左下肺癌并阻塞性肺炎,双肺门、纵隔、双侧锁骨区、双侧腋窝、双侧颈部、肝门区及腹膜后多发淋巴结转移,脾脏多发转移,全身多发骨转移;②右侧附件区糖代谢异常增高囊实性占位:考虑为生理性卵泡摄取可能性大,必要时妇科超声检查(图 23–2)。

17. 支气管镜下穿刺活检病理　黏膜慢性化脓性炎,肉芽组织增生;免疫组化(IgG4:2%+)。

18. CT 引导下肺穿刺病理结果　(左肺)慢性炎,纤维组织显著增生,伴出血。

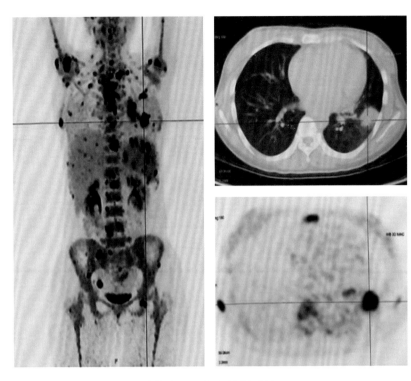

图 23-2　全身 PET-CT

三、临床分析

（一）病例特点

1. 27 岁,女性,病程 5 个月。

2. 反复咳嗽、咳痰、发热。

3. 肺部肿块并多发淋巴结肿大。

4. 多发皮下肿块:左侧眼睑、左侧锁骨处。

5. 多发骨质破坏。

6. 肺部病变穿刺活检病理结果未见肿瘤依据。

7. ESR、CRP 等炎症指标升高,自身抗体检查、感染病原体检查结果均无特异性。

（二）诊断分析

根据患者的临床表现及检查结果,考虑可能的诊断如下。

1. 感染性疾病

（1）感染部位:患者存在全身多处病灶,包括肺部、皮下软组织、骨骼等,考虑血行播散型感染可能性大。

（2）感染病原体

1）细菌：患者病程慢性，一般情况较好，感染中毒症状不严重，且痰培养、骨髓培养等结果均回报阴性，考虑普通细菌感染可能性小。

2）病毒：病毒感染多为自限性，患者病程较长，且存在多处病灶，不能以病毒感染解释，可能性小。

3）结核：可表现为慢性病程，为低毒力感染病原体，但患者无典型的夜间盗汗、消瘦等结核消耗症状，T-SPOT 检查结果阴性，痰检也是阴性，目前暂无结核证据。

4）真菌：主要为机会致病菌，在免疫力低下的患者中，可引起深部感染、血行播散型感染，该患者曾使用过激素、免疫抑制剂治疗成人 Still 病，存在真菌感染的风险，完善 G 试验、GM 试验均阴性，目前暂无真菌感染的病原学证据。

5）非典型病原体：如非结核分枝杆菌、奴卡菌等，常见于免疫力低下患者，常为低毒力感染，表现为慢性病程，该患者临床表现及病程可以用非典型病原体解释，目前仍需要病原学证据。

2. 自身免疫性疾病　IgG4 相关性疾病，可以表现为炎性假瘤，血清及组织 IgG4 水平升高，有典型的席纹样改变、闭塞性静脉炎等病理改变，该患者表现为多处肿块，反复活检提示未见肿瘤依据，有慢性炎症的病理改变，存在 IgG4 相关性疾病的可能，而组织病理上 IgG4 比例仅占 2%，不符合该病诊断；其他弥漫性结缔组织病方面，患者无典型的皮疹、关节炎、肾脏受累、血液系统受累等临床表现，无典型的自身抗体阳性，暂无依据。

3. 肿瘤　该患者的多次影像学检查均提示肺部肿瘤并全身淋巴结、骨骼转移，但是反复病理活检均未发现肿瘤征相，且患者病程慢性，一般情况较好，无肿瘤的恶液质，故肿瘤可能性小。

4. 其他　如结节病、卡斯尔曼病、淋巴增殖性疾病等，上述疾病均可引起全身多处肿块病灶，但需要病理证据来支持诊断。该患者反复活检，均未发现典型的病理改变，暂不支持。

四、进一步检查、诊治经过及随访

（一）病理检查

1. 支气管镜下淋巴结穿刺活检　（4R、11L 组淋巴结）检见大量红细胞、淋巴细胞及少量上皮样细胞，有结核可能。免疫组化 CD68（＋），CD56（－），LCA（＋），Ki67（5%＋）。抗酸染色（－）。

2. 眼睑肿物病理活检　黏膜慢性化脓性炎，肉芽组织增生，纤维组织增生，伴出血。

3. 锁骨处肿物病理活检　（左锁骨病灶）慢性炎，纤维组织增生，肉芽组织增生,伴充血出血,大量中性粒细胞、淋巴细胞及浆细胞浸润及少量碎骨组织,未见肿瘤;(左锁骨处软组织)慢性炎,纤维组织增生,炎细胞浸润及多核巨细胞反应,未见肿瘤。

（二）病原体检查

1. 锁骨处肿物送病原体高通量检测　分枝杆菌属检出序列 57 个,其中石蜡分枝杆菌检出序列 4 个。

2. 锁骨处肿物送组织培养　33 天后回报"分枝杆菌属阳性"。

（三）治疗方案

利福喷汀 600mg/ 次,每周 2 次;克拉霉素 500mg/ 次,每日 2 次;莫西沙星400mg/ 次,每日 1 次;多西环素 0.1g/ 次,每日 1 次,口服抗感染治疗。

（四）随访情况

抗感染治疗 1 个月后复查,患者未再发热,肺部肿块明显缩小(图 23-3);半年后复诊,患者全身病灶均减少,无新发肿块。

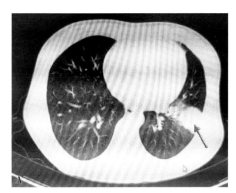
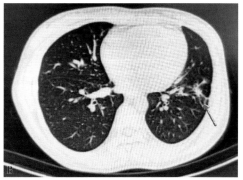

图 23-3　肺部 CT 对比

（A 2018 年 3 月治疗前肺部 CT;B 2018 年 8 月治疗后 1 个月复查肺部 CT）

五、最后诊断及诊断依据

患者组织培养最终证实,诊断为非结核分枝杆菌感染。经过四联抗感染治疗,患者全身肿块病灶均缩小,病情好转,进一步支持该诊断。

该患者多次影像学检查均提示恶性肿瘤并全身转移,而反复穿刺活检的病理结果均不支持肿瘤,最终通过组织培养确诊为感染。于是我们产生了一个疑问——感染性疾病可以在影像学检查上(特别是 PET/CT)表现为模拟恶性肿瘤的改变吗?通过文献复习,我们发现了模拟恶性肿瘤的肺部及骨髓的隐球菌感染[1]、血行播散型结核感染[2]、血行播散型奴卡菌感染[3]等多种特殊病原体感染。除了感染性疾病以外,其他非感染非肿瘤性疾病(如结节病)也可能出现类似恶性肿瘤的影像学改变[4]。

非结核分枝杆菌是一种机会致病菌,广泛分布于环境之中,发病率在(1.0~1.8)/10万[5]。根据生长速度分为快速生长型(如脓肿分枝杆菌、偶发分枝杆菌)和缓慢生长型(如胞内分枝杆菌、鸟分枝杆菌)[6]。非结核分枝杆菌感染最常见的临床表现为肺部感染,其次还可以表现为淋巴结、皮肤、软组织、骨骼及血行播散型感染[5]。

总结一下,首先感染性疾病可以在影像学上模拟恶性肿瘤;其次,结合该患者的临床表现,主要累及肺部、淋巴结、骨骼、皮肤软组织,均为非结核分枝杆菌感染常见的临床表现;最后,患者组织培养发现了该病原体,且通过积极抗感染治疗,患者临床症状改善。因此,最终诊断为非结核分枝杆菌感染。

六、经验与体会

影像学结果仅为间接证据,无论在影像学上多么支持肿瘤性疾病,最终诊断均需要得到病理证据。感染性疾病及一些少见的非感染非肿瘤性疾病可以在影像学上表现为多种多样的改变,甚至可以模拟恶性肿瘤并全身转移的征象。因此,在面对影像学支持肿瘤而病理不支持的疑难情况下,我们需要更清醒地认识到其他可能性的存在,开阔思维、寻找证据。对于可疑感染性疾病的患者,诊断需要病原学证据,若感染病灶在组织或者深部,组织培养就是必不可少的证据。在组织培养生长缓慢的情况下,借助一些快速、高通量的检测方法可以帮助我们明确诊断,并指导组织培养的方向。

(黄 婧)

参考文献

[1] WANG J, JU HZ, YANG MF. Pulmonary cryptococcosis and cryptococcal osteomyelitis mimicking primary and metastatic lung cancer in (18)F-FDG PET/CT. International journal of infectious diseases: IJID: official publication of the International Society for Infectious Diseases, 2014, 18: 101-103.

[2] HOU S, SHEN J, TAN J. Case report: multiple systemic disseminated tuberculosis mimicking lymphoma on 18F-FDG PET/CT. Medicine, 2017, 96(29): e7248.

[3] ERDEMIR RU, ELRI T, SAHIN H, et al. Disseminated nocardia infection mimicking malignancy on FDG PET/CT. Revista espanola de medicina nuclear e imagen molecular, 2015, 34(4): 268-269.

[4] ACAR T, SAVAS R, KOCACELEBI K, et al. Corticosteroid responsive sarcoidosis with multisystemic involvement years after initial diagnosis: a lymphoma mimicker on 18-FDG PET/CT. Journal of clinical imaging science, 2015, 5(1): 40.

［5］ GRIFFITH DE，AKSAMIT T，BROWN−ELLIOTT BA，et al. An official ATS/IDSA statement：diagnosis，treatment，and prevention of nontuberculous mycobacterial diseases. American journal of respiratory and critical care medicine，2007，175（4）：367−416.

［6］ UMRAO J，SINGH D，ZIA A，et al. Prevalence and species spectrum of both pulmonary and extrapulmonary nontuberculous mycobacteria isolates at a tertiary care center. International journal of mycobacteriology，2016，5（3）：288−293.

缩 略 词 表

英文缩写	英文全称	中文全称
ABPA	allergic bronchopulmonary aspergillosis	变应性支气管肺曲霉菌病
ACA	anterior cerebral artery	大脑前动脉
ACE	angiotensin converting enzyme	血管紧张素转换酶
ACL	anti-cardiolipid antibody	抗心磷脂抗体
AKP	alkaline phosphatase	碱性磷酸酶
ALB	albumin	白蛋白
ALD	aldosterone	醛固酮
ALK-EML4	anaplastic lymphoma kinase-echinoderm microtubule-associated protein-like 4	间变性淋巴瘤激酶－前棘皮动物微管相关类蛋白4融合蛋白
ALT	alanine aminotransferase	谷丙转氨酶
ANA	antinuclear antibody	抗核抗体
ANCA	anti-neutrophil cytoplasmic antibody	抗中性粒细胞胞浆抗体
AO	aorta	主动脉
aPL	antiphospholipid antibody	抗磷脂抗体
ASO	anti streptolysin	链球菌溶血素 O
AST	aspartate aminotransferase	谷草转氨酶
A-TPO	thyroid peroxidases antibody	甲状腺过氧化物酶抗体
BALF	bronchoalveolar lavage fluid	支气管肺泡灌洗液
BNP	brain natriuretic peptide	B 型钠尿肽
BUN	urea nitrogen	尿素氮
CCP	cyclic citrullinated peptides，	环瓜氨酸肽抗体
CHE	cholinesterase	胆碱酯酶
CK	creatine kinase	肌酸激酶
CK-MB	creatine kinase isoenzyme	肌酸激酶同工酶
Coomb's 试验	Coomb's test	抗人球蛋白试验

英文缩写	英文全称	中文全称
Cr	creatinine	肌酐
CRP	C-reactive protein	C反应蛋白
CSM	carotid sinus massage	颈动脉窦按摩
CSS	carotid sinus syndrome	颈动脉综合征
CTA	computed tomograph angiography	计算机断层血管造影
cTn I	myocardial troponin I	心肌肌钙蛋白 I
DBIL	direct bilirubin	直接胆红素
DIC	diffuse intravascular coagulation	弥漫性血管内凝血
DSA	digital subtraction angiography	数字减影血管造影
dsDNA	anti-double-stranded DNA antibody	抗双链 DNA 抗体
DWI	diffusion weighted imaging	扩散加权成像
EGFR	epidermal growth factor receptor	表皮生长因子受体
EGPA	eosinophilic granulomatosis with polyangiitis	嗜酸性肉芽肿性多血管炎
EICU	emergency intensive care unit	急诊监护室
ERCP	endoscopic retrograde cholangio pancreatography	内镜逆行胰胆管造影
ESR	erythrocyte sedimentation rate	血沉
FDG	fluorodeoxyglucose	氟脱氧葡萄糖
FLI1	flash labelling index	瞬时标记指数
FT_3	free triiodothyronine 3	游离三碘甲腺原氨酸
FT_4	free triiodothyronine 4	游离四碘甲腺原氨酸
G/GM	glucan/galactomannan	葡聚糖 / 半乳糖甘露醇聚糖
GBM	glomerular basement membrane	肾小球基底膜
GGT	glutamyl transpeptidase	谷氨酰转肽酶
GLO	globulin	血清球蛋白
GM 试验	aspergillus galactomannan, GM test	半乳糖甘露醇聚糖检测
Gomori 染色法	Gomori staining method	戈莫理氏染色法
GS	glucose solution	葡萄糖溶液
G 试验	1, 3-β-D-glucan assay, G test1, 3-β-D-	葡聚糖检测
Ham's 试验	Ham's test	酸溶血试验

续表

英文缩写	英文全称	中文全称
Hb	hemoglobin	血红蛋白
HBcAb	hepatitis B core antibody	乙肝病毒核心抗体
HBeAg	hepatitis B e antigen	乙肝病毒 e 抗原
HBsAg	hepatitis B surface antigen	乙肝病毒表面抗原
HBV	hepatitis B virus	乙肝病毒
HIV	human immunodeficiency virus	人类免疫缺陷病毒
IBD	inflammatory bowel disease	炎症性肠病
ICU	intensive care unit	重症监护室
IgG	Immunoglobulin immunoglobulin G	免疫球蛋白 G
IL-6	interleukin 6	白细胞介素 6
IVS	interventricular septum	室间隔
LA	left atrium	左心房
LDH	lactate dehydrogenase	乳酸脱氢酶
LV	left ventricl	左心室
LVPW	left ventricular posterior wall	左心室后壁
MAS	macrophage activation syndrome	巨噬细胞活化综合征
Mb	myoglobin	肌红蛋白
MCA	middle cerebral artery	大脑中动脉
MMT	methimazole	甲巯咪唑
MPO	myeloperoxidase	髓过氧化物酶
NGS	next generation sequencing	二代测序
NSAIDs	non-steroidal anti-inflammatory drugs	非甾体抗炎药
NTM	nontuberculous mycobacteria	非结核分枝杆菌
NT-proBNP	amino terminal in precursor of brain natriuretic peptide	脑钠肽前体氨基末端
OB	occult blood	隐血试验
PET/CT	positron emission computed tomography	正电子发射型计算机断层显像
PA	pulmonary artery	肺动脉

英文缩写	英文全称	中文全称
pANCA	perinuclear antineutrophilic cytoplasmic antibody	抗中性粒细胞核周抗体
PAS	periodic acid–Schiff	过碘酸希夫
PCT	procalcitonin	降钙素原
PDGFR	platelet derived growth factor receptor	血小板衍生生长因子受体
PLT	platelet	血小板计数
PPD	pure protein derivative	纯化蛋白衍生物
PR3	anti–protease 3 antibody	抗蛋白酶 3 抗体
PTCD	percutaneous transhepatic cholangio drainage	经皮经肝穿刺胆道引流术
PTU	propylthiouracil	丙基硫氧嘧啶
qSOFA	quick sequential organ failure assessment	快速序贯器官功能衰竭评分
RA	right atrium	右心房
RA	rheumatoid arthritis	类风湿性关节炎
RBC	red blood cell	红细胞计数
RF	rheumatoid factor	类风湿因子
ROP	right occipito posterior	右枕后位
SAAG	Sserum ascites albumin gradient	血清腹水白蛋白梯度
Scr	serum creatinine	血肌酐
SUV	standardized uptake value	标准摄取值
TBA	total bile acid	总胆汁酸
TBIL	total bilirubin	总胆红素
TCD	transcranial doppler	经颅多普勒超声
TGA	thyroid globulin antibody	甲状腺球蛋白抗体
TGAb	anti–thyroglobulin antibody	抗甲状腺球蛋白抗体
TIA	transient ischaemic attack	短暂性脑缺血发作
Tn Ⅰ	troponin Ⅰ	肌钙蛋白 Ⅰ
TP	total protein	总蛋白
TPOAb	thyroid peroxidase antibody	甲状腺过氧化物酶抗体

续表

英文缩写	英文全称	中文全称
TRAb	thyrotropin receptor antibody	促甲状腺素受体抗体
TSH	thyroid stimulating hormone	促甲状腺激素
T–SPOT	T cells spot test of tuberculosis infection	结核菌感染 T 细胞干扰素释放检测
TTF	thyroid transcription factor	甲状腺转录因子
TTP	thrombocytopenic purpura	血栓性血小板减少性紫癜
UA	uric acid	尿酸
VA	vertebral artery	椎动脉
VMA	vanilmandelic acid	香草扁桃酸
WBC	white blood cell	白细胞计数

55检